现代检验医学

李延武 李 杨 主编

汕头大学出版社

图书在版编目（CIP）数据

现代检验医学 / 李延武，李杨主编. -- 汕头 ： 汕
头大学出版社，2022.3
ISBN 978-7-5658-4645-8

Ⅰ．①现… Ⅱ．①李… ②李… Ⅲ．①医学检验
Ⅳ．① R446

中国版本图书馆 CIP 数据核字（2022）第 050586 号

现代检验医学

XIANDAI JIANYAN YIXUE

主　　编：李延武　李　杨
责任编辑：郭　炜
责任技编：黄东生
封面设计：孙瑶都
出版发行：汕头大学出版社
　　　　　广东省汕头市大学路 243 号汕头大学校园内　邮政编码：515063
电　　话：0754-82904613
印　　刷：廊坊市海涛印刷有限公司
开　　本：710mm×1000mm　1/16
印　　张：9
字　　数：140 千字
版　　次：2022 年 3 月第 1 版
印　　次：2023 年 3 月第 1 次印刷
定　　价：80.00 元
ISBN 978-7-5658-4645-8

前　言

近年来，由于科学技术飞速发展，实验医学取得了长足的进步，检验学科已经从"医学检验"发展成了"检验医学"。医院的检验科室不再是传统意义上的辅助科室，已成为临床医学的重要组成部分。在基于循证医学的今天，各种临床检验结果在疾病的诊断、治疗和预防方面发挥着重要作用；检验科室的水平也是衡量一所现代化医院整体医疗水平的重要指标之一。为了便于临床科室与检验科室沟通协作，同时方便临床医师正确选择检验项目和判定检验结果，编者特编写了这本《现代检验医学》。

本书共分四章，包括常见检验标本采集方法、血液检验、体液检验和细菌学检验，主要介绍了常用检验项目的目的、标本采集方法及注意事项、检验结果参考值范围及临床意义等。希望本书有助于临床医师选择最经济、实用的检验项目，为临床诊疗服务。

本书共四章，合计14万字。由来自深圳市第二人民医院的李延武担任第一主编，负责第二章、第三章的内容，合计10万字。由来自铜仁市人民医院的李杨担任第二主编，负责第一章、第四章的内容，合计4万字。本书实用性强，具有文字简练、条理清楚、内容全面、查阅方便等特点，适合住院培训医生、临床实习医生、全科医生、护理人员在临床实践中参考及使用。

由于时间仓促、内容广泛，加上编者水平有限，书中难免出现遗漏、不足之处，欢迎广大读者不吝赐教，给予指正。

目　录

第一章　常见检验标本采集方法

近年来，检验医学发展迅速，检测新技术、新方法、新项目不断涌现，这不仅要求检验人员要不断学习、掌握新知识，还要求临床医生和护士应及时了解检验医学的新发展，使检验新技术、新方法、新项目在应用过程中得到充分有效的利用，提高诊断和治疗的准确性和有效性。

检验报告不仅是医生进行诊断治疗的重要依据，而且是记录医疗过程和效果的重要资料。为了保证实验数据的可靠性，检验医学必须坚持全面质量控制，即对影响临床检验结果可靠性的各方面因素及各个环节进行质量控制和全过程质量控制（对实验工作的全过程进行质量控制和质量管理）。全过程质量控制包括实验前（分析前）、实验中（分析中）和实验后（分析后）三个阶段。在实验误差中，分析前的误差占 70 %，因而保证分析前质量对减少实验误差来说尤其重要。

第一节　分析前因素对检验结果的影响

检验过程是一个很复杂的过程，它受到诸方面因素的影响。从程序上说，它包括医生申请、患者准备、标本采集、标本运送、标本处理、标本测定、结果计算、发出报告八个步骤。控制误差、保证检验质量与检验中的每一个步骤均有密切关系。分析前阶段（医生申请、患者准备、标本采集、标本运送）的质量保证是实验室质量保证体系中最重要、最关键的环节，这一环节如果得不到保证，即使有最好的仪器、最好的方法，检验结果非常"准确"，也不能真实、客观地反映患者当前的病情，甚至还可能起误导作用。因此，保证送检标本的质量是这一阶段的核心，也是目前检验质量控制中最薄弱的一个环节。据统计，近 70 % 的检验错误由此引起。本节的主要内容是患者准备、标本采集、标本保存、标本运送、标本验收的有关要求。

一、医生申请

检验申请表应包括以下内容：患者的姓名、性别、年龄、住院号、科室、床号、患者相关临床资料（如临床诊断、用药）、原始样品类型、申请的检验项目、原始样品采集者、原始样品采集日期和时间、实验室收到原始样品的日期和时间。

二、影响检验结果的因素

（一）患者状态

（1）不可变的生物因素：年龄、性别等。

（2）可变的生物因素：情绪、运动、生理节律变化、饮食等。

①情绪。原则上应在患者平静、休息状态下采集标本，特别是血液标本。患者在采集标本时产生的恐惧、紧张情绪有时会导致标本采集的失败。患者处于激动、兴奋、恐惧状态时，可使血红蛋白（Hb）、白细胞计数增高。应激状态：葡萄糖、5-羟色胺、儿茶酚胺、皮质醇皆可增高。②运动。可引起谷丙转氨酶（ALT）、谷草转氨酶（AST）、乳酸脱氢酶（LDH）、肌酸激酶（CK）等增高；还可引起血中钾（K）、钠（Na）、钙（Ca）、白蛋白、血糖等成分的变化。③劳累或受冷、热空气刺激，往往可见白细胞计数增高。生理节律变化见表 1-1 所示。

表 1-1　部分分析物生理节律变化

分析物	峰值时间	谷值时间	范围（日均值的百分比）（%）
K	14：00—16：00	23：00—01：00	5～10

续表

分析物	峰值时间	谷值时间	范围（日均值的百分比）（%）
Na	04：00—06：00	12：00—16：00	60～80
Ca	14：00—18：00	02：00—04：00	50～70
Hb	06：00—18：00	22：00—24：00	8～15
促甲状腺素	20：00—02：00	07：00—13：00	5～15
甲状腺素	08：00—12：00	23：00—03：00	10～20
生长激素	21：00—23：00	01：00—21：00	300~400
催乳素	05：00—07：00	10：00—12：00	80～100
醛固酮	02：00—04：00	12：00—14：00	60～80
皮质醇	05：00—08：00	21：00—03：00	180～200

（二）其他

如采取标本时，体位变化、止血带压迫等。

体位从立位到卧位时，血清一些物质的影响：血红蛋白（Hb）下降4%，血细胞比容（HCT）下降6%，K下降1%，Ca下降4%，ALT下降7%，AST下降9%，碱性磷酸酶（ALP）下降9%，免疫球蛋白G（IgG）下降7%，免疫球蛋白A（IgA）下降7%，免疫球蛋白M（IgM）下降5%，甲状腺球蛋白（TG）下降6%，甲状腺素（T_4）下降11%。止血带扎得太紧，时间超过1 min也会影响血液标本的测定结果。

（三）饮食

一顿标准餐后，可使血中甘油三酯（TG）增高50%，葡萄糖（Glu）增高15%；食用高蛋白或高核酸食物，可引起血中血尿素氮（BUN）及尿酸（UA）的增高；食用高脂肪食物，可引起TG的大幅度增高。餐后采集的血液标本，其血清常出现乳糜状，影响到许多检验测定的准确性。咖啡因可使淀粉酶（AMY）、谷氨酸氨基转移酶（AST）、谷丙转氨酶（ALT）、碱性磷酸酶（ALP）、促甲状腺素

（TSH）、血糖（Glu）等增高；乙醇可使 Glu 降低，使 TG、谷氨酰转移酶（GGT）、高密度脂蛋白胆固醇（HDL-Ch）增高；尼古丁可使儿茶酚胺、促胃液素、皮质醇、生长激素、碳氧血红蛋白、血细胞比容、癌胚抗原增高，使免疫球蛋白降低。

（四）药物

药理作用会对测定方法产生影响。几种常用抗生素对部分检验项目检测结果的影响见表 1-2 所示。

表 1-2　几种常用抗生素对部分检验项目检测结果的影响

检验项目	青霉素	苯唑西林	氨苄西林	羧苄西林	头孢噻吩钠	头孢曲松钠	硫酸链霉素	硫酸庆大霉素
白细胞	↓	↓	●	↓	↑	—	↓	—
红细胞	↓	↓	↓	↓	↓	—	↓	↓
Hb	↓	—	↓	—	↓	—	↓	—
血小板	↓	↓	↓	↓	↓	—	↓	—
ALT	↑	—	↑	↑	↑	↑	↑	↑
AST	↑	↑	↑	↑	↑	↑	↑	↑
ALP	—	↑	—	↑	↑	↑	—	↑
CK	—	—	↑	↑	↑	—	—	—
LDH	—	—	—	—	—	—	↑	↑
胆红素尿	↑	↑	—	—	↑	—	↑	—
BUN	↑	↑	↑	↑	↑	—	↑	—

注："↑"表示结果增高，"↓"表示结果降低，"●"表示结果增高或降低不定，"—"表示结果无影响

雌激素使 HDL-Ch、甲状腺结合球蛋白、某些凝血因子增高。

黄体酮引起 HDL-Ch 降低，使低密度脂蛋白胆固醇（LDL-Ch）增高。

维生素 C 对部分检验结果的影响：使肌酐（Cr）、UA、胆红素尿（BIL）、

ALT、AST、Glu 增高，使胆固醇（Ch）、TG、LDH 降低。

（五）输血/输液对检验的影响

输血/输液对检验的影响见表 1-3 所示。

表 1-3　输血/输液对检验的影响

输血/输液	分析物	趋向
电解质	钾/钠/镁	增高
	葡萄糖	增高
葡萄糖	无机磷/钾	降低
	淀粉酶/胆红素	降低
右旋糖酐	凝血酶原时间	降低
	总蛋白	增高
	血细胞分析	假性凝集
丙种（γ）球蛋白	感染期血清学	假阳性
输血	血 pH	降低
	血凝试验	抑制

（六）溶血标本

溶血标本对检验的影响见表 1-4。

表 1-4　溶血标本对检验的影响

项　目	红细胞/血浆	溶血标本/正常标本
Cl	0.50	1.05
Na	0.11	0.81
K	22.7	1.91
P	0.78	-2.64
Ca	0.10	0.96
ALT	6.7	2.2
AST	40.0	3.59
LDH	180.0	8.04

续表

项 目	红细胞/血浆	溶血标本/正常标本
CK	0	14.08
Cr	1.63	1.94
UA	0.55	0.5
Glu	0.82	0.91
BUN	0.82	1.14

（七）脂血

导致被分析物分布不均一；血清/血浆中水分被取代可达 10 %；对吸光度的干扰；物理化学机制的干扰，如标本中的脂蛋白可整合亲脂成分，降低与抗体的结合；影响电泳和层析。

（八）其他原因

（1）抗凝剂、防腐剂的影响。

（2）静脉血、动脉血、毛细血管血的差异。

（3）容器洁净度或无菌程度。

（4）采集静脉血时，止血带松紧度及时间的影响。

（5）采集标本运送时间间隔、运送条件等。

（6）从输液处采血或边输液边在输液肢体近端采血。

（7）标本出错，出现张冠李戴的情况。

第二节 常见检验标本的采集、保存、运输要求

一、样本采集的一般要求

（一）采样时间的控制

（1）最佳采样时间的选择：原则上在晨起空腹时采集标本，尽可能减少昼夜节律带来的影响；患者处于平静状态，减少患者运动带来的影响；减少饮食的影响；易于与正常参考范围做比较；便于组织日常工作。

（2）选择检出阳性率最高的时间点采样。

（3）选择对诊断最有价值的时间采样。

（4）采取具有代表性的标本。

（5）采取最合乎要求的标本：抗凝剂的应用正确；防溶血；防污染；防止过失性的采样。

（二）患者准备的要点

（1）原则上应在患者平静、休息状态下采集标本，特别是血液标本。

（2）做好解释工作，向患者说明做该项检验的目的及注意事项，消除患者在抽血，特别是在抽取脑脊液，胸腔、腹腔积液，以及骨髓穿刺时的恐惧和紧张，使之能较好配合。

（3）避免饮食、药物等的影响。

（4）尽力争取患者的配合，特别是由患者自己留取标本时（如中段尿及24 h尿标本、痰标本、粪便标本中病理成分的采集等），要说明留取方法、注意事项，以保证采得高质量的标本。

（5）唯一性标识：标本容器的标签上至少应注明送检科室、床号、患者姓名、送检标本名称、采集标本的时间，防止标本出错，出现张冠李戴的情况。

二、血液标本的采集、运送与接收

（一）抗凝剂

1.枸橼酸钠

枸橼酸钠能与血液中的钙离子结合，形成络合物，从而阻止血液凝固，常用浓度为 109 mmol/L。用于凝血功能检验时，109 mmol/L 枸橼酸钠与血液的比例为 1：9，一般取抗凝剂（枸橼酸钠）0.2 mL 加血液 1.8 mL。用于魏氏法血沉测定时，109 mmol/L 抗凝剂（枸橼酸钠）0.4 mL 加血液 1.6 mL。

2.乙二胺四乙酸二钾（EDTA-K_2·2H_2O，相对分子质量为 404.47）

抗凝机制与枸橼酸钠相同，一般 1.5～2.2 mg（150 g/L 的 EDTA-K_2·2H_2O 10 μL）可阻止 1 mL 血液凝固。EDTA-K_2特别适合全血细胞分析及血细胞比容测定，室温下 6 h 红细胞体积不改变。

3.肝素

一种含有硫酸基团的黏多糖，相对分子质量为 15 000，带有较多负电荷，具有多方面抗凝作用，主要通过抑制凝血酶形成及其活性来阻止血小板聚集。通常应用肝素粉剂（每毫克含 100～125 U 配成 1 g/L 肝素水溶液，即每毫升含肝素 1 mg，能使 10 mL 血液不凝固）。可用于生化和免疫检验。

采集抗凝血时一定要立即轻轻颠倒采血容器，使抗凝剂与血液充分混匀以避免血液凝固，但不可用力振摇以避免造成溶血。

（二）毛细血管采血法

1.器材

（1）三棱针：预先高压消毒，每人每次采血都要更换 1 次采血针以避免交叉感染，目前有售一次性使用的采血针，采血深度可控制。

（2）75 %乙醇棉球。

（3）消毒干棉球。

（4）20 μL 吸管，应校正后使用。

2.采血步骤

（1）轻轻按摩采血部位，使其自然充血，用 75 %乙醇棉球消毒局部皮肤，待干。采血部位：成人以左手无名指为宜，半岁以上儿童以手指为好，半岁以下婴幼儿通常于拇指或足跟两侧采血。

（2）紧捏采血部位，用无菌采血针穿刺取血。动作应迅速，深度为 2～3 mm，稍加挤压以血液能流出为宜。

（3）用干棉球擦去第 1 滴血，按需要依次采血。

（4）采血完毕，用干棉球压住伤口，止血片刻。

（三）静脉采血法

1.器材

根据采血量选用 2 mL、5 mL 或 l0 mL 一次性无菌注射器或真空采血管；碘伏；消毒干棉签。

2.采血部位

凡位于体表的浅静脉均可采用。通常采用肘部静脉血管，当肘部静脉血管不明显时可用手背静脉血管、腘静脉血管和外踝静脉血管。幼儿可用颈外静脉血管采血。

3.采血步骤

（1）采血时做好解释工作，向患者说明检验目的及注意事项，消除患者恐惧和紧张心理，使之能较好配合。

（2）根据检验目的，准备好相应的容器或真空采血管。查对患者姓名和编号。

（3）采血时患者取卧位或坐位。手臂伸直平放在床边或台面垫枕上，暴露穿刺部位。于上臂扎一止血带。

（4）先用碘伏棉签从内到外地消毒穿刺部位皮肤。

（5）取出注射器或真空采血管。

（6）用左手固定穿刺部位，右手持无菌注射器或真空采血管专用针头，使针头斜面和针筒刻度向上。先以约 30°角迅速刺破皮肤，然后适当减小角度，再穿过静脉壁进入静脉腔，见回血后，将针头顺势深入少许，以免采血时针头滑出，但不可太深，以免穿破静脉造成血肿。

（7）用右手食指将针头固定，左手缓缓抽出注射器活塞，至所需血量；使用真空采血管时，将专用针头另一端扎入采血管，血液自动吸入至所需血量，解除止血带，以消毒棉签压住伤口，拔出针头。

（8）取下针头，将血液沿管（瓶）壁徐徐注入适当容器，并防止产生泡沫。如需采集抗凝血，一定要立即轻轻颠倒采血容器，使抗凝剂与血液充分混匀以避免血液凝固，但不可用力振摇以避免造成溶血。

（9）采血完毕后，应将注射器按要求消毒并销毁。

4.注意事项

（1）采血时应向患者做适当解释，以消除患者的疑虑和恐惧。如遇个别患者在采血后发生眩晕，可让其平卧，通常休息片刻即可恢复。必要时可嗅芳香氨酊，针刺或指掐人中、合谷等穴位。

（2）注射器和容器均需清洁干燥；抽血速度不能过快，以免产生大量泡沫；抽血后应先拔除针头，然后再将血液徐徐注入标本容器，否则可造成溶血。采集抗凝血时一定要立即轻轻颠倒采血容器，使抗凝剂与血液充分混匀以免血液凝固，但不可用力振摇以免造成溶血。

（3）为了避免充血和血液浓缩，用止血带压迫的时间不能过长，最好不超过 1 min。

（4）切忌将注射器内气泡推入血管，以免形成气栓，造成严重后果。

（5）做血气分析的标本应立即密封、混匀、送检。

（四）常用血液标本的采集与运送

1.常用的需要采血的检验项目

肝功能、肾功能、电解质、脂类、心肌标志物、特定蛋白、血气分析、糖类、微量元素、各种激素检查、各种肿瘤标志物检查、免疫学检查、凝血功能检查等。

2.标本采集要点

标本采集要点见表 1-5 所示。

表 1-5　标本采集要点

项　目	采血管	采血部位	采集量（mL）	注意事项
肝功能、肾功能、电解质、脂类、心肌标志物、特定蛋白、激素、BS、AMY、脂肪酶（LPS）、酸性磷酸酶（ACP）、腺苷脱氨酶（ADA）、溶菌酶（LZM）、N-乙酰-β-葡萄糖苷酶（NAG）、单胺氧化酶（MAO）、胆固醇酯（ChE）、α-L-岩藻糖苷酶（AFU）	肝素管（绿色）	静脉血	3	采血后立即混匀（加大采血量可共用管）
糖化血红蛋白（GHb）、微量元素	EDTA-K_2管（紫色）	静脉血	2	采血后立即混匀
血气分析	含肝素注射器	动脉血	1	采血后立即密封、混匀
血液分析、血型、网织红细胞计数（RET）、嗜酸性粒细胞计数（EOS）、红细胞形态检查、白细胞形态检查	EDTA-K_2管（紫色）	静脉血	1	采血后立即混匀
红细胞沉降率（ESR）	血沉管（黑色）	静脉血	1.6	采血后立即混匀
凝血酶原时间（PT）、活化部分凝血活酶时间（APTT）、凝血酶时间（TT）、纤维蛋白原（FIB）、血浆鱼精蛋白副凝（PPP）试验、D-二聚体（DD）	凝血功能（蓝色）	静脉血	1.8	采血后立即混匀
简易凝血活酶生成试验（STGT）、STGT 纠正试验	凝血功能（蓝色）	静脉血	1.8	采血后立即混匀
血液流变学	长肝素管（绿色）	静脉血	5	采血后立即混匀
溶血性贫血检查	EDTA-K_2管（紫色）	静脉血	2	采血后立即混匀
免疫学检查	肝素管（绿色）	静脉血	3	采血后立即混匀
乙肝病毒-DNA、丙肝病毒-RNA	EP 管或 EDTA 管	静脉血	1	—

多管采集时应注意采集顺序：血培养—凝血试验—血液分析（血小板）—血沉—其他检验项目。防止凝血因子或血小板凝集对检验结果的影响。

3.标本的运送与接收

及时送检：标本采集后应尽快送到实验室。标本采集结束至标本开始检测的时间不应超过检测项目的稳定期。部分项目的原始样本在室温的稳定时间如表1-6所示。考虑到标本送到实验室后还需要一定的时间进行处理，所以标本采集后应在项目稳定期内送到实验室，如不能及时送到，应把标本放置在2~8 ℃的冰箱内，以减小对结果的影响。特殊检验项目参照有关规定特殊处理。

表1-6　部分项目的原始样本在室温的稳定时间

项　目	稳定时间
血液分析	2 h
凝血功能	2 h
肌钙蛋白 T	8 h
全血葡萄糖（普通管）	10 min
全血葡萄糖（草酸钾或氟化钠管）	8 h
血气分析	15 min
ESR	2 h
肌红蛋白	1 h
BIL	不稳定
补体	1 h
电解质	1 h

常规标本：对于住院患者，在标本采集后最好在检测项目稳定时间内送至检验科。

急诊标本：由临床科室及时把标本送到检验部。

注意事项：标本采集后应避免或减少标本管的振荡，以减少溶血；应避免标本暴露于光线下，防止对光敏感检测项目（如胆红素、维生素类）造成影响；标本运送必须保证运送过程中的安全，防止溢出。

在标本送到检验部之前所发生的一切安全问题和影响检验结果的问题，

均由标本送检人员负责。

三、尿液标本的采集、运送与接收

（一）尿液标本种类

（1）晨尿：患者起床后第一次尿，血细胞、上皮细胞及管型等相对浓缩且保存得较好。

（2）随机尿：适用于门诊和急诊患者。

（3）计时尿：餐后尿，午餐后至 14 时的尿液，对检出病理性糖尿、蛋白尿或尿胆原较敏感；3 h 尿，收集 6 时至 9 时的尿液，主要用于 1 h 尿有形成分排泄率检查；12 h 尿，20 时至次日 8 时的 12 h 全部尿液，用于 12 h 尿有形成分计数，如 Addis 计数，目前已趋于淘汰；24 h 尿，8 时至次日 8 时之间的全部尿液，用于化学成分的定量。

（4）其他尿标本：尿三杯试验，多用于泌尿系统疾病定位初步诊断；清洁中段尿，用于尿培养检查。

（二）防腐剂

（1）40 %甲醛：每升尿液加 5～10 mL，用于尿有形成分检查。

（2）甲苯：每升尿液加 5～10 mL，用于尿糖、尿蛋白检查。

（3）浓盐酸：每升尿液加 1 mL，用于儿茶酚胺等检查。

（三）留置标本的容器

收集和运送尿液的容器应由透明且不与尿液成分发生反应的惰性材料制成；容器应洁净、防漏、防渗，一次性使用；容积应大于 50 mL，圆形开口的直径大于 4.0 cm，有较宽的底部和安全的、易于开启的密封装置，保证标本运送安全。做细菌培养的容器应用无菌密封的专用容器。

（四）标本的收集

实验室工作人员、医生、护士需要对患者留尿进行指导，务必使尿道口保持清洁。随机尿液标本的留取无特殊时间规定，但患者必须有足够的尿量（尿标本量不少于 15 mL）；收集时段尿时，应告知患者时间段的起点和终点，起始时先排空膀胱；尿三杯试验留尿时间要分段明确，做好标记。细菌培养时，患者应洗净消毒外阴部，并留取中段尿。

（五）标本的标记

标本容器必须有标记，包括患者姓名、特定编码（住院患者的病区、床号）、标本收集时间。标签应在贴容器上，不可贴在其盖上。

（六）标本的运送

按上述要求留取的尿液应在 2 h 内完成检验，如果标本收集后 2 h 内无法完成分析，可于 2～8 ℃环境冷藏（不适合胆红素和尿胆原）；如果尿液还用于做细菌培养，其在运送过程也应冷藏，或根据检验目的在尿标本中加适量防腐剂。送检单上应注明留尿时间、送检时间。避光运输，以防止胆红素类降解。

（七）标本的接收

检验人员在接收标本时，必须检查标本容器是否符合要求，标记内容与医生所填写化验单是否一致；尿标本量不少于 15 mL，在特殊病例（如小儿、烧伤、肾功能衰竭无尿期）不可能达到此要求时，应在检验报告单上注明收到的尿量、检查方法（离心或未离心）。

四、脑脊液标本的采集、运送与接收

（一）容器收集和运送

脑脊液收集容器应洁净、干燥。做细菌培养的容器应用无菌密封的专用容器。

（二）标本的收集

（1）脑脊液标本由临床医师进行腰椎穿刺采集，必要时可从小脑延髓池或侧脑室穿刺获得。

（2）将脑脊液分别收集到 3 支无菌试管内，每支 1～2 mL，第 1 支做细菌学检查，第 2 支做化学和免疫学检查，第 3 支做细胞计数和分类检查。

（3）标本的标记：标本容器必须有标记，包括患者姓名、特定编码（住院患者的病区、床号）、采集序号、标本收集时间。标签应贴在容器上，不可贴在其盖上。

（三）标本的运送

（1）按上述要求留取的脑脊液应立即送检，在 1 h 内完成检验。超过 1 h，细胞可被破坏或有纤维蛋白凝块，导致细胞分布不均匀而使计数不准确；葡萄糖酵解可造成结果的准确性降低。

（2）送检地点。由临床科室及时派人把标本送到检验科。

（四）标本的接收标准与拒收

（1）检验申请单应清楚填写下列内容：患者姓名、性别、年龄、科室、床号、住院号、标本类型、临床诊断、检查项目、采集标本的日期和时间。

（2）标本容器及标识符合要求，标记内容与医生所填写申请单的内容应完全一致。

（3）常规和生化检查标本的最少量为 0.5 mL，细菌检查的标本量至少 1 mL，否则拒收。

（4）采集的脑脊液应立即送检。

五、胸腔、腹腔和心包腔积液标本的采集、运送与接收

（一）容器

收集和运送积液的容器应洁净、干燥。做细菌培养的容器应用无菌密封的专用容器。

（二）标本的收集

（1）积液标本由临床医师进行胸腔（腹腔和心包腔）穿刺采集。

（2）将积液分别收集到 3 支无菌试管内，每支 2 mL，第 1 支做化学检查，宜采用肝素管（绿色）抗凝；第 2 支做细胞学检查，宜采用 EDTA-K_2 管（紫色）；第 3 支做理学检查，不加抗凝剂，用于观察积液的凝固性。做细菌学检查胸腔、腹腔积液取 5～10 mL，心包腔积液取 2～5 mL，厌氧菌检查留取 1 mL，结核杆菌检查留取 10 mL，盛于含抗凝剂的无菌试管或小瓶中，混匀后立即送检。

（3）标本的标记。标本容器必须有标记，包括患者姓名、特定编码（住院患者的病区、床号）、采集序号、标本收集时间。标签应贴在容器上，不可贴在其盖上。

（三）标本的运送

（1）按上述要求留取的积液应立即送检，在 1 h 内完成检验。超过 1 h，细胞可被破坏或有纤维蛋白凝块，导致细胞分布不均匀而使计数不准确；葡萄糖酵解可造成结果降低。

（2）送检地点。由临床科室及时把标本送到检验科。第 1 支送到急诊实验室做生化检验；第 2 支、第 3 支做常规检验，细菌学检查送到细菌室。

（四）标本的接收标准与拒收

（1）检验申请单应清楚填写下列内容：患者姓名、性别、年龄、科室、床号、住院号、标本类型、临床诊断、检查项目、采集标本日期和时间，否则拒收。

（2）标本容器及标识符合要求，标记内容与医生所填写申请单的内容应完全一致。

（3）常规和生化检查标本的最少量为 1 mL，细菌检查的标本量至少 1 mL，否则拒收。

（4）采集的积液应立即送检。

六、关节腔积液标本的采集、运送与接收

（一）容器

收集和运送积液的容器应洁净、干燥。做细菌培养的容器应用无菌密封的专用容器。

（二）标本的收集

（1）积液标本由临床医师进行关节腔穿刺术获取。

（2）将积液分别收集到 3 支无菌试管内，每支 2 mL，第 1 支做化学检查，宜采用肝素管（绿色）抗凝；第 2 支做细胞学检查，宜采用 EDTA-K_2 管（紫色）；第 3 支做理学检查，不加抗凝剂，用于观察积液的凝固性。做细菌学检查关节腔积液取 2～5 mL，厌氧菌检查留取 1 mL，结核杆菌检查留取 10 mL，盛于含抗凝剂的无菌试管或小瓶中，混匀后立即送检。

（3）标本的标记：标本容器必须有标记，包括患者姓名、特定编码（住院患者的病区、床号）、采集序号、标本收集时间。标签应贴在容器上，不可贴在其盖上。

（三）标本的运送

（1）按上述要求留取的积液应立即送检，在 1 h 内完成检验。超过 1 h，细胞可被破坏或有纤维蛋白凝块，导致细胞分布不均匀而使计数不准确；葡萄糖酵解可造成结果降低。

（2）送检地点。由临床科室及时派人把标本送到检验科。第 1 支做生化检验，第 2 支做常规检验，第 3 支做理学检查。

（四）标本的接收标准与拒收

（1）检验申请单应清楚填写下列内容：患者姓名、性别、年龄、科室、床号、住院号、标本类型、临床诊断、检查项目、采集标本日期和时间，否则拒收。

（2）标本容器及标识符合要求，标记内容与医生所填写申请单的内容应

完全一致。

（3）常规和生化检查标本的最少量为 1 mL。

（4）采集的积液应立即送检，在 1 h 内完成检验。

七、粪便标本的采集、运送与接收

（一）容器

收集和运送粪便标本的容器应洁净、不吸水、防渗漏，一次性使用；做细菌培养的容器应用无菌、有盖的专用容器。

（二）标本的收集

（1）常规检查标本：应取新鲜标本，选取异常成分的粪便，如含有黏液、脓液、血液等病变成分的标本。外观无异常的粪便须从粪便表面、深处等多处取材，取 3～5 g 粪便送检。灌肠或服油类泻剂的粪便常因过稀且混有油滴等而不适合做检查标本。不能采集便盆或坐厕内的粪便送检标本。粪便标本应避免混有尿液、消毒剂及污水等杂物，以免破坏有形成分，使病原虫死亡或污染腐生性原虫。

（2）寄生虫检查标本。

①血吸虫孵化毛蚴：标本应不少于 30 g，必要时取整份送检；如做检查寄生虫虫体及做虫卵计数，应采集 24 h 粪便。

②连续送检：避免肠道寄生虫和某些蠕虫有周期性排卵现象，未查到寄生虫和虫卵时，应连续送检 3 d，以免漏检。

③检查蛲虫卵：须用透明薄膜拭子或玻璃纸拭子于 0 时或清晨排便前，于肛门周围皱襞处拭取粪便，并立即送检。

④检查痢疾阿米巴滋养体：从脓血和稀软部分取材，立即送检；转送及检查时均需保温，以免滋养体因失去活动力而难以检出。

（3）化学法隐血试验：应于试验前 3 日禁食肉类、动物血和某些蔬菜等食物，并禁服铁剂及维生素 C 等干扰试验的药物。

（4）脂肪定量试验：先定量服脂肪膳食，每日 50～150 g，连续 6 d，从第 3 天起开始，收集 72 h 内的粪便，将收集的标本混合称量，从中取出 60 g 左右送检。如用简易法，可在正常膳食情况下收集 24 h 标本，混合后称量，从中取出 60 g 的粪便送检。

（5）无粪便排出而又必须检查时，可通过直肠指诊或采便管拭取标本。

（6）标本的标记：标本容器必须有标记，包括患者姓名、特定编码（住院患者的病区、床号）、采集序号、标本收集时间。标签应贴在容器上，不可贴在其盖上。

（三）标本的运送

按上述要求留取的标本及时送检。

八、精液标本的采集、运送与接收

（一）容器

收集和运送精液标本的容器应洁净、不吸水、防渗漏，一次性使用。不能用避孕套盛标本。

（二）标本的收集

（1）精液标本的采集是精液检查的一个主要步骤，收集标本方法的正确直接影响检查结果的准确，因此必须向受检者交代如何收集和转运标本。

（2）标本采集的时机：在采集精液标本前，必须禁欲 3～5 d，一般不超过 5 d。若禁欲时间太长，精液量增高，而精子活力下降。

（3）标本采集的次数：因精子生成数目日间变化较大，不能依据单次化验结果做出诊断，一般应间隔 1～2 周检查 1 次，连续检查 2～3 次。

（4）采集方法如下。①手淫法。此法采集到的精液最为理想，采精者可直接在实验室或实验室附近一个安静的房间，由本人手淫将一次射出的全部精液收入洁净、干燥的容器内，并记录留取标本的时间；采集微生物培养标本需无菌操作。②体外排精法。此法由于易漏掉最初排出的几滴精子密度最高的精液，故不主张采用，仅适用于手淫法或电按摩采集法不成功者。

（三）标本的运送

精液采集后应立即保温并送检，特别是在气温比较低时，应将盛标本的容器放入内衣贴身运送，送检时间不超过 0.5 h。

九、前列腺液常规检查标本的采集、运送与接收

（一）容器

洁净的玻片或试管。

（二）标本的收集

通常由临床医师用前列腺按摩法采集前列腺液标本。弃去第 1 滴标本液后，视按摩液多少，可直接滴于玻片或置于洁净的试管内备用。如临床疑有疾病，而前列腺按摩后未获标本液或检验结果阴性，可嘱患者隔 3~5 天后再复查。应注意对疑为前列腺肿瘤、结核、脓肿或急性炎症且有明显压痛者，采集标本时应慎重。

（三）标本的运送

按上述要求留的标本应立即送检，在 0.5 h 内完成检验。

十、阴道分泌物检查标本的采集、运送与接收

（一）容器

洁净的玻片，含 0.5 mL 生理盐水的 EP 管。

（二）标本的收集

阴道分泌物通常由妇产科医务人员采集。取材前 24 h 内，禁止性交、盆浴、阴道灌洗和局部上药等；根据不同检查目的可在不同部位取材。一般采用消毒棉拭子在阴道深部或阴道穹窿后部、宫颈管口等处取材，直接涂片，

经巴氏、吉姆萨或革兰染色，进行肿瘤细胞筛查和病原生物学检查。检查滴虫时用棉拭子取材后，于含 0.5 mL 生理盐水的 EP 管中搅拌后，弃棉拭子，送含分泌物的 EP 管检测。

（三）标本的运送

检查滴虫应保温并立即送检，完成检验。

十一、痰液标本的采集、运送与接收

（一）容器

洁净的玻片或一次性痰液收集杯。

（二）标本的收集

痰液标本的采集，主要用自然咳痰法，也可经气管穿刺或支气管镜抽吸。后两者因操作复杂，患者有一定痛苦而较少使用。

痰液标本采集时应注意以下事项。痰液要求新鲜，一般检查以清晨第一口痰作标本为宜。做细胞学检查则以 9 时至 10 时留痰为好，因痰液在呼吸道停留时间过长，细胞可能因自溶破坏或变性而结构不清，不宜做细胞学检查。留痰时，患者应先用清水漱口数次，然后用力咳出气管深处的痰，盛于灭菌容器中，注意勿混入唾液或鼻咽分泌物，立即送检。测 24 h 痰量或观察分层情况时，盛痰容器可加少量苯酚防腐。不能及时送检时，可暂时冷藏保存，但不宜超过 24 h。采集标本时，注意防止痰液污染容器外壁，用过的标本需经灭菌后再处理。为避免痰液经口及咽部时受杂菌污染，可做环甲膜穿刺术吸痰送检，结果较为可靠，但技术要求高，不作为常规应用。

十二、PCR 检测标本的采集方法

（一）各类肝炎病毒

肝炎病毒分为甲型肝炎病毒（HAV）、乙型肝炎病毒（HBV）、丙型肝炎病毒（HCV）、戊型肝炎病毒（HEW）、庚型肝炎病毒（HGV）。其采集方法是取静脉血 1 mL，不抗凝注入 EP 管中，或置于 EDTA-K$_2$ 抗凝管中，密闭，检测 RNA 标本须立即送检。

（二）结核杆菌（TB）

（1）疑肺结核，取肺深部咳出的痰置于无菌带盖容器中送检。

（2）疑泌尿系统结核，取清晨第一次尿置于无菌带盖容器中送检。

（3）疑结核性胸膜炎、腹膜炎、脑膜炎，分别取胸腔积液、腹腔积液、脑脊液置于无菌带盖容器中送检。

（4）疑淋巴结结核，取淋巴穿刺液置于 EP 管中送检。

（三）肺炎支原体（MP）、肺炎衣原体（MC）

取咽部分泌物或肺泡灌洗液、痰液 2 mL 于无菌带盖容器中。

（四）淋球菌（NG）、解脲支原体（UU）、沙眼衣原体（CT）

（1）男性：取尿道分泌物（应略带黏膜），用窄头的无菌棉拭子插入尿道口 1~2 cm，停留 10 余秒钟，轻轻旋转采集标本。将拭子置于含 0.5 mL 生理盐水的 EP 管中搅拌，弃棉拭子，送含分泌物的 EP 管检测。

（2）女性：①阴道，用无菌生理盐水棉球洗去宫颈外分泌物，再用无菌棉拭子插入宫颈内，停几秒钟旋动棉拭子采取宫颈分泌物，将棉拭子置含 0.5 mL 生理盐水的 EP 管中送检；②尿道，先用棉拭子擦净尿道口，再用另一棉拭子插入尿道内轻轻转动，然后取出，将棉拭子置于含 0.5 mL 生理盐水的 EP 管中搅拌，弃棉拭子，送含分泌物的 EP 管检测。

（五）人乳头状瘤病毒（HPV6/11 型或 16/18 型）

（1）对疑有宫颈癌的患者，用棉拭子取宫颈糜烂处分泌物置于含 0.5 mL 生理盐水的 EP 管中搅拌，弃棉拭子，送含分泌物的 EP 管检测（查 HPV16/18 型）。

（2）有尖锐湿疣的患者，取病理活检组织或宫颈分泌物置于含 0.5 mL

生理盐水的 EP 管内搅拌，弃棉拭子，送含分泌物的 EP 管检测（查 HPV6/11 型）。

（六）单纯疱疹病毒（HSV）

（1）刺破小疱后，用无菌棉拭子取材。

（2）溃疡。先将表面物质去除，再用无菌棉拭子用力擦拭或刮取溃疡基底和未愈合部位，将取得的标本置于含 0.5 mL 生理盐水的 EP 管搅拌，弃棉拭子，送含分泌物的 EP 管检测。

（七）梅毒螺旋体（TP）

一期取阴道分泌物；二期用 EDTA-K$_2$ 管（紫色）抽静脉血 2 mL，立即混匀；三期取溃疡处分泌物。尿道分泌物应该用咽试的棉签，这个棉签是经过消毒处理的特殊棉签，将棉签插入尿道内 0.5cm，在尿道内轻轻地转一圈，可以将尿道内的分泌物有效地擦在棉签上，放置于密封的器皿中，送检。

（八）弓形虫（TOX）

用 EDTA-K$_2$ 管（紫色）抽静脉血 2 mL，立即混匀，送检；也可取孕妇的羊水置含 0.5 mL 生理盐水的 EP 管内送检。

（九）巨细胞病毒（HCMV）

留取中段尿（最好是晨尿）2 mL 送检或取抗凝血 1 mL 送检，也可用棉拭子取阴道及宫颈分泌物，置含 0.5 mL 生理盐水的 EP 管内搅拌，弃棉拭子，送含分泌物的 EP 管检测。

（十）风疹病毒（RV）

用 EDTA-K$_2$ 管（紫色）抽静脉血 2 mL，立即混匀，送检；或取孕妇绒毛、胎盘少许送检。

（十一）EB 病毒（EBV）

用棉拭子取鼻咽部分泌物或取病理活检组织装入含 0.5 mL 生理盐水的

EP 管内搅拌，弃棉拭子，送含分泌物的 EP 管检测。疑传染性单核细胞增多症者用 EDTA-K$_2$ 管（紫色）抽静脉血 2 mL，立即混匀，送检。

（十二）幽门螺杆菌（HP）

将胃幽门部分的活检组织、胃液、唾液、口腔含漱液或牙垢装入含 0.5 mL 生理盐水的 EP 管送检。

（十三）柯萨奇 B 组病毒（CBV）

标本为粪便、脑脊液、尿液、咽拭子、血液（抗凝）、心肌活检标本。凡使用棉拭子收集的标本，均应置于含 0.5 mL 生理盐水的 EP 管内搅拌，弃棉拭子，送检。

十三、疑似高致病性病原感染者标本的采集、运输

（一）收集和处理样本的标准

所有实验室工作人员及其他相关医务人员应当按照现存的高致病性病原体标准收集或处理样本，如血液及其他潜在感染性样本。该标准要求相关人员只有穿戴适当的个人防护装备，做好专业的保护措施后，方可收集或处理样本，无论样本是否证实有传染性。若用于检测抗体，也可用末梢全血，成人、儿童或幼儿可选择中指、无名指、足跟部位采血。采血部位用 75 % 乙醇或碘伏认真消毒皮肤，用 EDTA 毛细管吸取血样。采血结束后，彻底止血，完成后的穿刺针头丢弃于耐穿透的容器内，妥善处理，严防职业暴露损伤。

（二）样本收集的标准防护

防护面罩或防护眼镜（需覆盖整个面部）、口罩（需覆盖整个口鼻）、手套、防水外套，特殊情况下还需配备额外的个人防护装备。

（三）高致病性病原体感染者的常规实验室样本处理措施

常规实验室检测包括传统的生化测试、血常规及其他项目。在操作人员

处理高致病性病原体感染患者样本的过程中，防护措施通常包括专门的仪器设备及上述的个人防护装备。

当按照说明操作相关设备时，应先例行用疾病控制中心（CDC）验证过的消毒剂清洁实验室环境（包括台面及地面），以降低包膜病毒（如流感病毒、丙型肝炎病毒、埃博拉病毒）活性。

（四）高致病性病原体样本的选择

至少采集患者 4 mL 全血，经非肝素方案抗凝处理，用于实验室检测。禁止使用玻璃管，建议使用塑料管采集样本，并移交给 CDC。样本应在 4 ℃ 或冷冻环境下保存。除血液外，其他样本需在与 CDC 的紧急行动中心联系后移交。

每一项样本必须有对应编号。相关检测需要提出申请，并取得 CDC 委托书。

（五）临床样本的储存条件

4 ℃或冷冻条件。

（六）院内样本的运输标准

样本应置于坚实耐用、防漏密闭、双层防护的设备中。为了降低运输中破损或泄露的风险，禁止使用气动导管传输系统运输疑似高致病性病原体感染患者样本。确认阳性反应的血清或血浆，应用世界卫生组织（WHO）提出的三级包装系统。第一层容器：装样品、防渗漏。样品应置于带盖的试管内，试管上有明确的标记、受检者的姓名、种类和采集时间。在试管周围应垫有缓冲吸水材料，以防碰碎。应随样品附有送检单。要填写送检单种类信息，分开放置。第二层容器：耐受性好、防渗漏、容纳保护层、便于消毒处理。第三层容器：在运输时用于外层包装，应易于消毒。在容器外面要贴有标签（注明数量、收样单位等内容），血清或血浆样品应在 2～8 ℃条件下专人运送。

（七）样本移交 CDC 的包装运输标准

样本采集后应立即包装、运输，其间禁止开启。包装原则应遵循三层包裹系统原则，第一层为外裹可吸收性材料的密闭样本袋，第二层为防水密闭容器，第三层为运输包装。

（八）运输的后续步骤

运输过程应遵守当地医疗部门相关规章制度。提前与 CDC 取得联系，讨论后续的检测方案，且 CDC 有权拒收无事先联系的样本。由于地区间规章制度的差异，在运输前应与当地卫生部门协商。

样品应注明采集者姓名、患者姓名、测试需求、采集日期、实验室登录编号及样品运输方式。样品容器外应注明储存条件为冷藏或冷冻。

（九）样品的接收

在有感染源设备的实验室内，由经过培训、戴手套、戴口罩、穿防护衣、戴防护眼镜的工作人员在生物安全柜中打开，使用后的包裹应消毒。认真核对样品盒送检单，检查样品有无破损和渗漏，如渗漏，则立即将存留的样品移出，对样品管消毒。检查样品有无溶血、微生物污染、血脂过高及黄疸等情况。若出现污染或溶血等情况，则应将样品安全废弃，并将样品情况立即通知送样人或单位。打开标本容器时要小心，以防皮肤或黏膜污染，以防内容物泼溅。

（十）职业保健

一旦可能接触到被污染的血液、体液或其他物体，应立即向医院部门汇报。

第二章　血液检验

第一节　血液疾病相关检验

一、血液分析

【目的】血液分析俗称血常规，是全身检查中最基本的检查项目。检测项目有很多，但最主要的检测项目只有 4 项：红细胞、白细胞、血小板和血红蛋白。

【标本采集】一般取末梢血检查，如指尖、耳垂部位的血。静脉采血常采用 EDTA-K_2 抗凝剂，其抗凝比例为 1：50。血液分析仪检查时宜用紫色抗凝管（含 EDTA-K_2 抗凝剂 10 μL），采血 2 mL。

【注意事项】

（1）指尖、耳垂部位的采血，应避免过度挤压，以免混入组织液而引起血液凝固。

（2）采血动作要快，防止血液凝固。

（3）静脉采血时，抗凝剂用量要准确。血量过大，可导致血液凝固；血量过少，标本被稀释，计数结果偏低。

（4）计数结果过高、过低时，应复查、重新采取血样或采用血涂片行外周血细胞形态检查；如出现分类不明，则必须采用血涂片行外周血细胞形态检查。

（5）无论是否采用抗凝剂，血样采集后都必须颠倒混匀。

二、血液分析主要参数的参考范围及临床意义

（一）红细胞计数

【参考范围】 男性为（4.0～5.5）×10^{12}/L；女性为（3.5～5.0）×10^{12}/L；新生儿为（6.0～7.0）×10^{12}/L。

【临床意义】

（1）增高：见于脱水及缺氧等代偿性增多症、真性红细胞增多症。

（2）降低：见于各类贫血。

（二）红细胞形态异常

（1）小红细胞：见于缺铁性贫血、珠蛋白生成障碍性贫血和遗传性球形红细胞增多症。

（2）大细胞：见于红细胞释放加速、巨幼细胞贫血、肝病、脾切除和溶血性贫血。

（3）巨细胞：见于巨幼细胞贫血、肝病。

（4）靶形红细胞：见于各种低色素性贫血，尤其是珠蛋白生成障碍性贫血、胆汁淤积性黄疸、脾切除、肝病。

（5）口形红细胞：见于遗传性口形红细胞增多症、肝病和溶血性贫血。

（6）镰形细胞：见于镰形细胞性贫血。

（7）棘形红细胞：见于肝硬化、先天性β-脂蛋白缺乏症、酒精中毒、脾切除、慢性饥饿。

（8）锯齿状红细胞：见于尿毒症、丙酮酸激酶缺乏症、红细胞内低钾、胃癌、出血性溃疡。

（9）泪滴形红细胞：见于骨髓纤维化、骨髓性贫血。

（10）新月形红细胞：见于某些溶血性贫血，如阵发性睡眠性血红蛋白尿（PNH）。

（11）裂片红细胞：见于弥散性血管内凝血（DIC）、微血管病性溶血性贫血、严重烧伤。

（12）红细胞形态不整：见于某些感染或严重贫血，如巨幼细胞贫血。

（13）豪-周（Howell-Jolly）小体：见于脾切除、红白血病、巨幼细胞贫血和溶血性贫血。

（14）卡波环：见于恶性贫血、溶血性贫血、铅中毒、巨幼细胞贫血、白血病、增生性贫血和脾切除。

（15）嗜碱性点彩红细胞：见于铅中毒、珠蛋白生成障碍性贫血。

（16）有核红细胞：见于溶血性贫血、白血病、严重缺氧、骨髓转移性肿瘤、骨髓纤维化。

（17）红细胞缗钱状形成：见于多发性骨髓瘤、原发性巨球蛋白血症。

（18）红细胞自凝：见于冷凝集素综合征、自身免疫性溶血性贫血。

（三）血红蛋白浓度测定

【参考范围】 男性为 120～160 g/L；女性为 110～150 g/L；新生儿为 170～200 g/L。

【临床意义】 与红细胞大致相同。

（四）血细胞比容测定

【参考范围】男性为 0.45～0.50L/L；女性为 0.37～0.48L/L；新生儿为 0.47～0.67L/L；儿童为 0.33～0.42L/L。

【临床意义】 与红细胞大致相同。

（五）平均红细胞体积测定

【参考范围】血液分析仪法：成人为 82～102 fL；1～3 岁为 79～104 fL；新生儿为 86～120 fL。

【临床意义】

（1）增高见于大细胞性贫血。

（2）降低见于小细胞性贫血。

（六）平均红细胞血红蛋白含量（MCH）测定

【参考范围】 血液分析仪法：成人为 26～34 pg；1～3 岁儿童为 25～32 pg；新生儿为 27～36 pg。

【临床意义】

（1）增高：见于大细胞性贫血。

（2）降低：见于单纯小细胞性贫血及小细胞低色素性贫血。

（七）平均红细胞血红蛋白浓度（MCHC）测定

【参考范围】 血液分析仪法：成人为 320～360 g/L；1～3 岁儿童为 280～350 g/L；新生儿为 250～370 g/L。

【临床意义】

（1）增高：见于大细胞性贫血。

（2）降低：见于小细胞低色素性贫血。

（八）红细胞体积分布宽度（RDW）测定

【参考范围】红细胞体积分布宽度的正常参考值：<14.5%。

【临床意义】适用于各种贫血病的诊断和治疗。与红细胞平均体积（MCV）结合，可对贫血进行形态学分类，尤其是对缺铁性贫血的早期诊断、疗效与预防及缺铁性贫血与地中海贫血的鉴别具有重要意义。

1.RDW 正常

（1）MCV 降低，常见于慢性疾病、轻型海洋性贫血等。

（2）MCV 正常，一般为正常。可见于慢性疾病、脾切除等。

（3）MCV 增高，大细胞均一性贫血，常见于再生障碍性贫血。

2.RDW 增大

（1）MCV 降低，常见于缺铁性贫血、β-地中海贫血和 HbH 病。

（2）MCV 正常，常见于早期或混合营养缺乏、骨髓异常增生综合征等。

（3）MCV 增高，常见于叶酸或 B12 缺乏、巨幼细胞性贫血、镰状细胞性贫血、免疫溶血性贫血及新生儿等。

（九）网织红细胞（RET）计数

【目的】用于鉴别贫血类型、检查骨髓功能、检测贫血疗效、评估骨髓移植后造血情况。

【参考范围】成人、儿童为 0.5 %～1.5 %；新生儿为 2.0 %～6.0 %。

【临床意义】

（1）增高：增高表示骨髓增生功能旺盛，见于各种增生性贫血、溶血性贫血及缺铁性贫血或巨幼细胞贫血的疗效观察。

（2）降低：降低是无效红细胞造血的适应证，见于非增生性贫血、慢性病性贫血，如慢性炎症、恶性肿瘤、慢性肾功能衰竭、再生障碍性贫血。

（十）白细胞计数

【参考范围】 成人为（3.5～9.8）$\times 10^9$/L；儿童为（5.0～13）$\times 10^9$/L；新生儿为（15～20）$\times 10^9$/L。

【临床意义】 白细胞计数 WBC 高于 10.0×10^9/L 称为白细胞增高，低于 3.5×10^9/L 称为白细胞降低。外周血白细胞数量的变化受生理和病理因素的影响，其变化的临床意义见白细胞分类计数。

（十一）白细胞分类计数（DLC）

【目的】 观察白细胞增多症、白细胞减少症、感染、中毒、恶性肿瘤、白血病或其他血液系统疾病的白细胞变化情况。

【参考范围】见表 2-1。

表 2-1 成人白细胞分类计数参考区间

细 胞	比 值	百分率（%）	绝对值（$\times 10^9$/L）
中性杆状核粒细胞（Nst）	0.010～0.050	1～5	0.040～0.500
中性分叶核粒细胞（Nsg）	0.500～0.700	50～70	2.000～7.000
嗜酸性粒细胞（E）	0.005～0.050	0.5～5	0.050～0.500
嗜碱性粒细胞（B）	0～0.010	0～1	0～0.100
淋巴细胞（L）	0.200～0.400	20～40	0.800～4.000

续表

细　　胞	比　　值	百分率（%）	绝对值（×10⁹/L）
单核细胞（M）	0.030～0.080	3～8	0.120～0.800

【临床意义】

1.中性粒细胞

（1）生理性变化。

①年龄：出生时白细胞总数为（15～20）×10⁹/L，出生后 6～12 h 为（21～28）×10⁹/L，然后逐渐下降，一周时平均为 12×10⁹/L，婴儿期维持在 10×10⁹/L 左右。出生后 6～9 d 中性粒细胞与淋巴细胞大致相等，之后淋巴细胞逐渐增多；2～3 岁时淋巴细胞逐渐降低，而中性粒细胞逐渐增多；4～5 岁时两者基本相等，之后逐渐增高至成人水平。

②日间变化：安静及放松时较少，活动和进食时较多；早晨较少，下午较多，一天内其数值变化可相差一倍。

③运动、疼痛和情绪变化：脑力和体力劳动、冷热水浴、高温、严寒、日光或紫外线照射时，白细胞轻度增多；剧痛、情绪激动和剧烈运动后，白细胞显著增多，可达 35×10⁹/L，刺激停止后会很快恢复正常。

④经期、排卵期可增多，妊娠期尤其是在 5 个月以后可高达 15×10⁹/L；分娩时受产伤、产痛、失血等刺激，可高达 35×10⁹/L，产后两周内恢复正常。

⑤吸烟者比非吸烟者总数高 30 %，可达 12×10⁹/L，重度吸烟者高达 15×10⁹/L。

（2）反应性增多。

见于急性感染、炎症、组织损伤、血细胞破坏、急性失血、恶性肿瘤、急性中毒。

（3）反应性减少。

由中性粒细胞增殖期和成熟障碍、中性粒细胞在血液或组织中消耗或破坏过多、中性粒细胞分布异常而引起。常见于病毒或革兰氏阴性杆菌感染、血液病、理化损伤、脾功能亢进、自身免疫性疾病。

（4）形态异常。

①毒性变化：在严重的化脓性感染、败血症、恶性中毒、大面积烧伤等病理情况下，中性粒细胞可出现大小不均、中毒颗粒、空泡、杜勒小体、退行性变等形态改变。

②棒状小体：用于鉴别急性白血病的类型，见于急性粒细胞白血病（多见）和急性单核细胞性白血病（少见），而急性淋巴细胞白血病则无。

③中性粒细胞的核象变化如下。

a.核左移：外周血液中的中性杆状核粒细胞增多或出现晚幼粒细胞、中幼粒细胞甚至早幼粒细胞的现象。其中性杆状核粒细胞超过 5% 为轻度核左移；超过 10% 为中度核左移；超过 20% 为重度核左移。常见于化脓性感染、急性溶血及应用细胞因子等。

b.核右移：外周血液中的中性分叶核粒细胞增多，并且 5 叶核以上的中性粒细胞超过 3% 时，称为核右移。严重核右移常伴有白细胞总数减少，提示有骨髓造血功能衰退，与缺乏造血物质、DNA 合成障碍和骨髓造血功能减退有关。常见于巨幼细胞贫血、内因子缺乏所致的恶性贫血、感染、尿毒症、骨髓增生异常综合征（MDS）等。

2.淋巴细胞

（1）增多：见于病毒感染性疾病、结核恢复期、肿瘤性疾病、组织移植术后、某些血液病等。

（2）降低：见于流行性感冒、HIV 感染、结核病、药物治疗、放射治疗、免疫性疾病等。

（3）形态异常。

①非典型淋巴细胞（分为空泡型、不规则型、幼稚型）：健康人非典型淋巴细胞偶见。非典型淋巴细胞增多见于传染性单核细胞增多症、病毒性肝炎、流行性出血热等病毒性疾病和过敏性疾病。另外，EBV、巨细胞病毒、HIV、梅毒、弓形虫等感染也可引起非典型淋巴细胞增多。

②卫星核淋巴细胞：淋巴细胞主核旁有一个游离的卫星小核，称为卫星核。常见于接受较大剂量电离辐射、核辐射之后，或其他理化因素、抗癌药物等造成的细胞损伤，常作为细胞突变、致畸的客观指标。

3.嗜碱性粒细胞

（1）增多：见于过敏性和炎性疾病，嗜碱性粒细胞白血病。

（2）降低：多无临床意义，可见于过敏性休克、应急性反应等。

4.嗜酸性粒细胞

（1）增多：见于过敏性疾病、寄生虫感染、某些恶性肿瘤、骨髓增生性疾病、T淋巴细胞介导的嗜酸性粒细胞反应性增多。

（2）降低：用于观察急性传染病的病情及预后判断，作为观察预后指标。

5.单核细胞

单核细胞增多表示身体存在急性感染。

（十二）血小板（PLT）计数

【目的】　了解出血或紫癜的原因。

【参考范围】　（120～350）×10^9/L。

【临床意义】

（1）增多：见于慢性原发性血小板增多症、真性红细胞增多症、急性化脓性感染、大出血、急性溶血、肿瘤、外科手术、脾切除等。

（2）降低：见于急性白血病、再生障碍性贫血、骨髓肿瘤、放射性损伤、巨幼细胞性贫血、血小板减少性紫癜（ITP）、脾功能亢进、DIC、血液稀释等。

三、血液分析相关检查

（一）嗜碱性点彩红细胞计数

【目的】　了解成熟红细胞中嗜碱性点彩红细胞所占比例，用于重金属中毒的鉴别诊断。

【标本采集】　静脉采血采用紫色抗凝管（含 EDTA-K_2 抗凝剂 10 μL），采血 2 mL，混匀；或在指尖、耳垂部位采血直接涂片。

【注意事项】

（1）指尖、耳垂部位的采血应避免过度挤压。

（2）涂片镜检时，采血动作要快，并尽快推片以防血液凝固。

【参考范围】显微镜计数法：百分比：约 0.0001（约 0.01 %）。绝对值：<300/106 红细胞（<300 个/百万红细胞）。

【临床意义】增加见于以下情况：

（1）铅、汞、银、铋等重金属及硝基苯、苯胺中毒。

（2）溶血性贫血、巨幼细胞贫血、白血病、恶性肿瘤等。

降低无临床意义。

（二）红细胞沉降率（ESR）检查

【目的】　了解单位时间内红细胞的沉降速率。

【标本采集】　静脉采血，枸橼酸钠抗凝，其抗凝剂浓度为 109 mmol/L，抗凝剂与血液的比例为 1∶4。

【注意事项】

（1）真空或普通注射器静脉采血应在 30 s 内完成。

（2）不能有凝血、溶血、气泡，不能混入消毒液。

（3）采血后，血液与抗凝剂必须充分混匀。

【参考范围】　魏氏法：男性为 0～15 mm/h；女性为 0～20 mm/h。

【临床意义】

1.增加

（1）生理性改变。

①新生儿红细胞数量较多，血沉减慢。

②儿童（12 岁以上）红细胞数量较少，血沉加快。

③女性因纤维蛋白含量高，所以血沉比男性快。

④孕妇因贫血及纤维蛋白含量高，所以血沉加快。

⑤50 岁以上者，因纤维蛋白含量逐渐增加所以血沉快。

（2）病理性增加。见于组织损伤、恶性肿瘤、炎性疾病、自身免疫性疾病、高球蛋白血症、高胆固醇血症。

2.降低

见于真性红细胞增多症、低纤维蛋白原血症、红细胞形态异常。

四、有关贫血的实验室检查

（一）铁染色（组织化学染色）

【目的】　通过铁染色了解骨髓红细胞内、外铁的分布及含量，属于定性试验。

【标本采集】　骨髓穿刺，由临床医生或细胞学检验医师完成。

【注意事项】

（1）找准穿刺部位。

（2）麻醉药物必须进入骨骼，以免患者过度疼痛导致穿刺失败。

（3）抽出骨髓量不必过多，不能混入外周血，以免骨髓被稀释。

（4）快速制片以防骨髓过快凝固。

【参考范围】　内铁：阳性（+）～（++）；外铁：阳性（+）～（++）。

【临床意义】　用于诊断缺铁性贫血、铁粒幼细胞性贫血、骨髓增生异常综合征、非缺铁性贫血。

（二）血清铁（SF）测定（全自动生化分析仪）

【目的】　了解体内运输过程中铁的含量。

【标本采集】　静脉采血注入肝素抗凝管，混匀送检。

【注意事项】　静脉采血，肝素抗凝，血样必须颠倒混匀，防止血液凝固。

【参考范围】　成年男性为 $11.6～31.3\ \mu mol/L$；成年女性为 $9.0～30.4\ \mu mol/L$。

【临床意义】

（1）增加：见于肝脏疾病、铁粒幼细胞性贫血、再生障碍性贫血、慢性溶血、巨幼细胞贫血和反复输血。

（2）降低：见于缺铁性贫血、感染、恶性疾病、肾病综合征、慢性失血或生理性铁需要增加（如婴儿、妊娠妇女）。

（三）血清总铁结合力（TIBC）和转铁蛋白饱和度（TS）测定（全自动生化分析仪）

【目的】　了解血液内转铁蛋白与铁结合的能力。

【标本采集】　静脉采血注入肝素抗凝管，混匀送检。

【注意事项】　静脉采血，肝素抗凝，血样必须颠倒混匀，防止血液凝固。

【参考范围】　男性 TIBC：50～70 μmol/L；女性 TIBC：54～77 μmol/L。

【临床意义】

（1）TIBC 增加：见于缺铁性贫血、红细胞增多症、肝细胞坏死、口服避孕药。

（2）TIBC 降低：见于肝脏疾病、肾病综合征、尿毒症、溶血性贫血、恶性肿瘤、慢性感染等。

（3）TS 增加：见于铁粒幼细胞性贫血、再生障碍性贫血、血色病等。

（4）TS 降低：可见于缺铁性贫血、红细胞增多症和炎症等。

（四）转铁蛋白（STF）测定（免疫散射比浊法测定）

【目的】　了解血液内转铁蛋白含量。

【标本采集】　静脉采血，注入肝素抗凝管，混匀送检。

【注意事项】　静脉采血，肝素抗凝，血样必须颠倒混匀，防止血液凝固。

【参考范围】　28.6～51.9 μmol/L。

【临床意义】

（1）增高：见于缺铁性贫血和妊娠。

（2）降低：见于肾病综合征、肝肾综合征、肝硬化、恶性肿瘤、炎症等。

（五）铁蛋白（TF）测定（化学发光免疫分析法）

【目的】　了解血液内铁蛋白含量。

【标本采集】　静脉采血，注入肝素抗凝管，混匀送检。

【注意事项】　静脉采血，肝素抗凝，血样必须颠倒混匀，防止血液凝固。

【参考范围】　①18～30 岁成年男性为 18.7～323.0 μg/L；31～60 岁成年男性为 16.4～293.9 μg/L。②成年女性绝经前为 6.9～82.5 μg/L；成年女性绝经后为 14.0～233.1 μg/L。

【临床意义】

1.铁蛋白增高

（1）体内储存铁增高，如血色病。

（2）铁蛋白合成增高，如感染、恶性肿瘤等。

（3）组织内铁蛋白释放增高，如肝脏疾病等。

2.铁蛋白降低

见于缺铁性贫血、妊娠、失血、营养不良、慢性贫血等。

（六）红细胞游离原卟啉测定（荧光光度计比浊法）

【目的】　辅助诊断缺铁性贫血。

【标本采集】　静脉采血，注入肝素抗凝管，混匀送检。

【注意事项】　静脉采血，肝素抗凝，血样必须颠倒混匀，防止血液凝固。

【参考范围】　398.4 ± 131.7 μg/L。

【临床意义】

（1）增高：见于缺铁性贫血、铁粒幼细胞性贫血、先天性红细胞生成性卟啉病、骨髓增生异常综合征（MDS）、铅中毒等。

（2）降低：见于恶性贫血、营养性巨幼细胞贫血及红血病等。

（七）叶酸测定（化学发光免疫分析法）

【目的】　用于诊断巨幼细胞贫血。

【标本采集】　静脉采血，注入肝素抗凝管，混匀送检。

【注意事项】　静脉采血，肝素抗凝，血样必须颠倒混匀，防止血液凝固。

【参考范围】　①血清叶酸：$5.3 \sim 14.4$ μg/L；②红细胞叶酸：$192.1 \sim 577.1$ μg/L。

【临床意义】　叶酸降低：见于叶酸缺乏引起的巨幼细胞贫血，也见于溶血性贫血、骨髓增生性疾病。

（八）维生素 B_{12} 测定（化学发光免疫分析法）

【目的】　诊断巨幼细胞贫血。

【标本采集】 静脉采血，注入肝素抗凝管，混匀送检。

【注意事项】 静脉采血，肝素抗凝，血样必须颠倒混匀，防止血液凝固。

【参考范围】 187～1059 ng/L，小于 157 ng/L 时为缺乏维生素 B_{12}。

【临床意义】

（1）增高：见于白血病、真性红细胞增多症、恶性肿瘤和肝损伤等。

（2）降低：见于巨幼细胞贫血。

（九）维生素 B_{12} 吸收试验（放射免疫法）

【目的】 了解维生素 B_{12} 缺乏的原因。

【标本采集】 静脉采血，注入肝素抗凝管，混匀送检。

【注意事项】 静脉采血，肝素抗凝，血样必须颠倒混匀，防止血液凝固。

【参考范围】 7%以上。

【临床意义】 巨幼细胞贫血时小于 79 %；恶性贫血时小于 5 %。

五、有关溶血性贫血的实验室检查

（一）血浆游离血红蛋白测定（光电比浊法）

【目的】 检查有无溶血和判断血管内溶血。

【标本采集】 静脉采血，注入肝素抗凝管，混匀送检。

【注意事项】 静脉采血，肝素抗凝，血样必须颠倒混匀，防止血液凝固。

【参考范围】 40 mg/L 以下。

【临床意义】 血浆游离血红蛋白的增加是血管内溶血的指征。如果血浆中游离血红蛋白达到一定水平时（900~1000mg/L）就可由尿液排出，即伴有血红蛋白尿症，见于蚕豆黄、PNH、阵发性寒冷性血红蛋白尿，不稳定血红蛋白症，冷凝集综合征等。

自身免疫性溶血性贫血，镰形细胞贫血及海洋性贫血血浆游离血红蛋白可轻度可中度增加。

严重输血反应，尤其是血型不合，可发生严重的输血反应，使血浆游离血红蛋白大幅度增加，可能对肾小管有毒性作用，引起严重肾脏损害，危及生命。

体外循环，如人工心肺，人工肾手术应用以后，红细胞可被机械性大量破坏，也可使血浆游离血红蛋白增加。

贮存库血2～3周后，游离血红蛋白可达500mg/L。

（二）血清结合珠蛋白（HP）测定（光电比浊法）

【目的】 区分血管内溶血和血管外溶血。

【标本采集】 静脉采血，注入肝素抗凝管，混匀送检。

【注意事项】 静脉采血，肝素抗凝，血样必须颠倒混匀，防止血液凝固。

【参考范围】 0.5～1.5 gHb/L。

【临床意义】

（1）增高：多见于肝外阻塞性黄疸、感染、创伤、系统性红斑狼疮（SLE）、恶性肿瘤、类固醇治疗、妊娠等。

（2）降低：见于各种溶血性贫血（特别是血管内溶血）、严重肝病、传染性单核细胞增多症等。

（三）血浆高铁血红素白蛋白测定（光电比浊法）

【目的】 检测严重血管内溶血。

【标本采集】 静脉采血，注入肝素抗凝管，混匀送检。

【注意事项】 静脉采血，肝素抗凝，血样必须颠倒混匀，防止血液凝固。

【参考范围】 阴性。

【临床意义】 血管内溶血时，血浆游离血红蛋白明显增高，血浆中可检测出血浆高铁血红素白蛋白。

（四）尿含铁血黄素（Rous）试验

【目的】 检测慢性血管内溶血。

【标本采集】 取晨尿10 mL送检。

【注意事项】 盛装晨尿的容器必须干净，容器不能有含铁类物质残留。

【参考范围】 阴性。

【临床意义】 无论有无血红蛋白尿，若本试验阳性，即提示尿中有铁排出，为慢性血管内溶血，常见于 PNH。但在溶血初期，上皮细胞内尚未形成含铁血黄素颗粒，本试验为阴性。

（五）尿卟啉检测

【目的】　本试验对研究血红素代谢障碍有重要意义。

【标本采集】　取晨尿 10 mL 送检。

【注意事项】　盛装晨尿的容器必须干净，容器不能有含铁类物质残留。

【参考范围】　阴性。

【临床意义】　阳性主要见于先天性红细胞生成性卟啉病、迟发性皮肤卟啉病、肝性红细胞生成性卟啉病。

（六）红细胞渗透脆性试验

【目的】　本试验对溶血性贫血病因的诊断有重要参考价值。

【标本采集】　静脉采血，患者至实验室临时采取（不抗凝）。

【注意事项】　本试验采用的氯化钠（NaCl）溶液浓度必须准确。所用试管、吸管、滴管要一致。

【参考范围】　简易半定量法：①开始溶血为 3.8～4.6 g/L NaCl 溶液；②完全溶血为 2.8～3.2 g/L NaCl 溶液。

【临床意义】

需要检查人群：贫血、铅中毒、黄疸、肝脏异常的人群。

（1）增高：遗传性球形红细胞增多症、自身免疫性溶血性贫血、先天性溶血性黄疸（家族性溶血性黄疸）等。

（2）降低：镰状红细胞性贫血、阻塞性黄疸、缺铁性贫血、地中海贫血、铅中毒、恶性贫血、脾切除术后、肝脏病。

（七）酸化甘油试验（AGLT）

【目的】　本试验对遗传性球形红细胞增多症的诊断有重要参考价值。

【标本采集】　静脉采血，加入生理盐水中混匀。

【注意事项】

（1）本试验采用的 NaCl、磷酸盐及甘油要求 GR 级。

（2）所用试管、吸管、滴管要一致。

【参考范围】　手工法：$AGLT_{50} > 290\,s$。

【临床意义】　缩短见于遗传性球形红细胞增多症 $AGLT_{50}$（可缩短 $25 \sim 150\,s$）、自身免疫性溶血性贫血、肾功能衰竭、妊娠期。

（八）高渗冷溶血试验

【目的】　本试验是遗传性球形红细胞增多症的过筛试验。

【标本采集】　静脉采血，加入生理盐水中混匀。

【注意事项】

（1）本试验采用的高渗缓冲液的浓度要求准确。

（2）温度控制必须准确无误。

（3）所用试管、吸管、滴管要一致。

（4）蔗糖纯度要高。

【参考范围】　手工法：①9 mmol/L 或 l2 mmol/L 蔗糖，最大溶血率为 $66.5\% \sim 74.1\%$；②7 mmol/L 蔗糖，最大溶血率为 $0.1\% \sim 16.9\%$。

【临床意义】

（1）增加：遗传性球形红细胞增多症明显增高。

（2）降低：珠蛋白生成障碍性贫血和异常血红蛋白病明显降低。

（3）正常：自身免疫性贫血基本正常。

（九）高铁血红蛋白还原试验（MHB-RT）

【目的】　本试验为葡萄糖-6-磷酸脱氢酶（G-6-PD）缺乏症的过筛试验之一。

【标本采集】　静脉采血，患者至实验室临时采取（不抗凝）。

【注意事项】

（1）本试验所用亚硝酸盐须临时配制，冰箱保存不超过 3 个月。

（2）所用试管、吸管、滴管要一致。

【参考范围】　手工法：外周血不低于 75%，脐带血不低于 77%。

【临床意义】

（1）降低：G-6-PD 缺乏时，见于蚕豆病、服用某些药物（如抗疟疾药物等）后的药物性溶血性贫血、感染等。

（2）G-6-PD 中间缺乏（杂合子型），外周血为 31 %～74 %，脐带血为 41 %～76 %；G-6-PD 中间缺乏（半合子型或纯合子型），外周血小于 30 %，脐带血小于 40 %。

（十）变性珠蛋白小体生成试验

【目的】 本试验为 G-6-PD 缺乏症的过筛试验之一。

【标本采集】 静脉采血，患者至实验室临时采取（不抗凝）。

【注意事项】 由实验室临时采取患者血液，不可用抗凝剂或不抗凝血长期放置。

【参考范围】 手工法：含 5 个及以上珠蛋白小体的红细胞低于 30 %。

【临床意义】

（1）G-6-PD 缺乏症阳性细胞常高于 45 %，随病情好转，阳性细胞减少，甚至消失。

（2）含有不稳定血红蛋白的患者阳性细胞可高于 30 %。

（3）接触苯肼、硝基苯、苯胺等化学物质者阳性细胞可增高。

（十一）葡萄糖-6-磷酸脱氢酶活性测定

【目的】 本试验为 G-6-PD 缺乏症的过筛试验之一，对 G-6-PD 缺乏症的诊断有特异性和较高敏感性。

【标本采集】 静脉采血，患者至实验室临时采取（不抗凝）。

【注意事项】 由实验室临时采取患者血液，不可用抗凝剂或不抗凝血长期放置。

【参考范围】 Zinkham 法：12.1±2.09 U/gHb。

【临床意义】 G-6-PD 缺乏症见于蚕豆病、服用某些药物（如伯氨喹、磺胺药、抗疟疾药）后的药物性溶血性贫血、感染等。

（十二）丙酮酸激酶（PK）活性测定

【目的】　本试验为红细胞 PK 活性测定的定量试验，是诊断 PK 缺乏症的直接指标和可靠指标。

【标本采集】　静脉采血，患者至实验室临时采取（不抗凝）。

【注意事项】　由实验室临时采取患者血液，不可用抗凝剂或不抗凝血长期放置。

【参考范围】　Zinkham 法：15.0±1.99 U/gHb。

【临床意义】　降低或缺乏见如下情况：

（1）可见于先天性丙酮酸激酶（PK）缺乏症。严重缺乏（纯合子型）时，PK 活性为正常的 25% 以下；中间缺乏（杂合子型）时，为正常的 25%～50%。

（2）可见于继发性 PK 活性缺乏症，如再生障碍性贫血、白血病、MDS 等。

（十三）谷胱甘肽还原酶（GR）活性测定

【目的】　本试验为红细胞 GR 活性测定的定量试验，是诊断 GR 缺乏症的直接指标和可靠指标。

【标本采集】　静脉采血，患者至实验室临时采取（不抗凝）。

【注意事项】　由实验室临时采取患者血液，不可用抗凝剂或不抗凝血长期放置。

【参考范围】　Zinkham 法：7.170±1.09 U/gHb。

【临床意义】

（1）增高：常见于肝脏疾病，如急性肝炎、药物性肝损、中毒性肝炎、慢性肝炎、肝癌、肝硬化早期等均有明显的伴随性升高；其中急性传染性肝炎患者，血清 GR 活性明显升高。

（2）降低：见于先天性或获得性谷胱甘肽还原酶活性缺乏症。

（十四）红细胞包涵体试验

【目的】　本试验为不稳定血红蛋白定性试验，是诊断不稳定血红蛋白病和 HbH 病的过筛试验。

【标本采集】　静脉采血，患者至实验室临时采取（不抗凝）。

【注意事项】　由实验室临时采取患者血液，不可用抗凝剂或不抗凝血长期放置。

【参考范围】　手工法：0.01（1%）以下。

【临床意义】

（1）不稳定血红蛋白病：孵育1～3 h，多数红细胞内可见变性珠蛋白肽链沉淀形成的包涵体；当G-6-PD缺乏或红细胞还原酶缺乏及化学物质中毒等时，红细胞内可见到包涵体。

（2）HbH病：孵育1 h，红细胞内就可见包涵体，也称为HbH包涵体。

（十五）血红蛋白电泳分析

【目的】　本试验用于诊断血红蛋白病。

【标本采集】　静脉采血，患者至实验室临时采取（不抗凝）。

【注意事项】　由实验室临时采取患者血液，不可用抗凝剂或不抗凝血长期放置。

【参考范围】　pH为8.6的TEB缓冲液醋酸纤维素膜电泳，正常血红蛋白电泳区带：HbA＞95%；HbF＜2%；HbA_2＜3.1%。

【临床意义】

（1）通过与正常人血红蛋白电泳图谱进行比较，可发现异常血红蛋白区带，如HbH、HbE、HbS、HbD、HbC和HbBarts等，为相关血红蛋白病的诊断提供依据。

（2）HbA_2增多：见于B珠蛋白合成障碍性贫血，是该病杂合子型的重要实验室诊断指标。

（十六）酸化血清溶血试验（Ham test）

【目的】　本试验为PNH确诊试验。

【标本采集】　取患者静脉血0.5 mL，加生理盐水2 mL，混匀送检。

【注意事项】

（1）标本必须新鲜，血液与生理盐水必须充分混匀，以防血液凝固。

（2）试验所采用混合血清必须新鲜，且不得低于 10 份。

【参考范围】 手工法：阴性。

【临床意义】

（1）阳性见于 PNH、某些自身免疫性溶血性疾病。

（2）球形红细胞增多症患者可呈现假阳性。

（3）遗传性椭圆形红细胞增多症患者在加热灭活补体后再做本试验仍然呈阳性反应。

（4）多次输血的 PNH 患者，本试验可呈弱阳性或阴性。

（十七）蔗糖溶血试验

【目的】 本试验为 PNH 筛选试验。

【标本采集】 取患者静脉血 0.5 mL，加生理盐水 2 mL，混匀送检。

【注意事项】 标本必须新鲜，血液与生理盐水必须充分混匀，以防血液凝固。

【参考范围】 手工法：定性试验，阴性；定量试验，溶血率低于 5%。

【临床意义】 阳性见于 PNH 患者、AA-PNH 综合征患者。

（十八）蛇毒因子（CoF）溶血试验

【目的】 本试验为 PNH 特异性试验，其特异性比 Ham test 高，PNHⅢ型红细胞的敏感性高，PNHⅡ型红细胞的敏感性次之，PNHⅠ型不敏感。

【标本采集】 取患者静脉血 0.5 mL，加生理盐水 2 mL，混匀送检。

【注意事项】 标本必须新鲜，血液与生理盐水必须充分混匀，以防血液凝固。

【参考范围】 手工法：阴性，溶血率＜5%；阳性，溶血率＞10%。

【临床意义】

（1）阳性见于 PNH、某些自身免疫性溶血性疾病。

（2）球形红细胞增多症患者可呈现假阳性。

（3）遗传性椭圆形红细胞增多症患者在加热灭活补体后再做本试验仍然

呈阳性反应。

（4）多次输血的 PNH 患者，本试验可呈弱阳性或阴性。

（十九）血细胞表型 CD59/CD55 流式细胞术分析

【目的】　本试验为目前诊断 PNH 特异性和敏感性最高的定性、定量检测方法。其特异性和敏感度可达 100 %（Ham test 50 %左右）。

【标本采集】　取患者静脉血 0.5 mL，加生理盐水 2 mL，混匀送检。

【注意事项】　标本必须新鲜，血液与生理盐水必须充分混匀，以防血液凝固。

【参考范围】　以 CD59（或 CD55）阴性红细胞高于 5%和 CD59（或 CD55）阴性中性粒细胞高于 10%作为 PNH 的诊断临界。非 PNH 患者和健康人均低于 5%；PNH 患者 CD59（或 CD55）阴性红细胞均高于 9%，多数患者均高于 20%，CD59（或 CD55）阴性中性粒细胞高于 16%。

【临床意义】　若患者 CD59（或 CD55）低表达的异常细胞群增多，则支持 PNH 诊断。先天性 CD55 缺乏者极少，缺乏者所有红细胞膜上完全无 CD55，但不缺乏 CD59，此不同于 PNH 部分红细胞缺失 CD59、CD55。先天性 CD59 缺乏者类同。

（二十）抗人球蛋白试验（Coombs'test）

【目的】　本试验用于自身免疫性溶血性贫血（AIAHA）的诊断和分型。此试验分为检测红细胞表面有无不完全抗体的直接抗人球蛋白实验（DAGT）和检测血清中有无不完全抗体的间接抗人球蛋白试验（IAGT）。

【标本采集】　取患者静脉血 0.5 mL，加生理盐水 2 mL，混匀送检。

【注意事项】　标本必须新鲜，血液与生理盐水必须充分混匀，以防血液凝固。

【参考范围】　手工法：DAGT 阴性，IAGT 阴性。

【临床意义】

（1）DAGT 阳性见于自身免疫性溶血性贫血、冷凝集素综合征、阵发性冷性血红蛋白尿症、药物性免疫性溶血性贫血、新生儿同种免疫性溶血性贫血、溶血性输血反应。

（2）当抗体与红细胞结合后，仍剩有多余抗体时，DAGT 和 IAGT 均为阳性。

（3）系统性红斑狼疮、传染性单核细胞增多症、类风湿性关节炎、淋巴细胞增生性疾病、恶性肿瘤及某些慢性肾病等，DAGT 可为阳性。

（二十一）冷凝集素综合征（CAS）试验

【目的】　本试验用于诊断冷凝集素综合征。

【标本采集】　取患者静脉血 0.5 mL，加生理盐水 2 mL，混匀送检。

【注意事项】　标本必须新鲜，血液与生理盐水必须充分混匀，以防血液凝固。

【参考范围】　手工法：血清抗红细胞抗原的 IgM 冷凝集素效价小于 1∶16（4℃）。

【临床意义】　阳性见于冷凝集素综合征患者。流行性感冒、支原体肺炎、传染性单核细胞增多症、淋巴瘤、疟疾等也可引起冷凝集素效价继发性增高。

（二十二）热变性试验

【目的】　本试验用于不稳定血红蛋白的筛选。

【标本采集】　取患者静脉血 0.5 mL，加生理盐水 2 mL，混匀送检。

【注意事项】　标本必须新鲜，血液与生理盐水必须充分混匀，以防血液凝固。

【参考范围】　手工法：阴性，2 h 无或仅有细微沉淀，热沉淀的血红蛋白小于 5 %。

【临床意义】　热沉淀率增高，说明有不稳定血红蛋白存在；HbF、HbH、HbE 含量增高，或存在 G-6-PD 缺陷和 α 珠蛋白生成障碍性贫血。

（二十三）异丙醇沉淀试验

【目的】　本试验用于不稳定血红蛋白的筛选。

【标本采集】　取患者静脉血 0.5 mL，加生理盐水 2 mL，混匀送检。

【注意事项】　标本必须新鲜，血液与生理盐水必须充分混匀，以防血液凝固。

【参考范围】 ①阴性，30 min 内不出现沉淀。②脐带血为阳性结果。③新生儿为阳性，1 个月后开始逐渐转阴，6 个月后转为阴性。

【临床意义】 当不稳定血红蛋白存在时，常于 5 min 时出现浑浊，于 20 min 时开始出现绒毛状沉淀。血液中含有 HbF、HbH、HbE 时，可出现阳性结果。

第二节　凝血功能相关检验

一、凝血酶原时间测定

【目的】 本试验用于外源性凝血因子的筛查。

【标本采集】 静脉采血 1.8 mL，注入含有 109 mmol/L 枸橼酸钠 0.2 mL 的专用真空采血管内送检。

【注意事项】

（1）标本采取前，患者停止服用影响凝血功能的药物至少 1 周。

（2）采用真空抗凝管。

（3）抗凝剂与血液的容积比为 1∶9，血液过多、过少均可引起结果异常。

（4）采血时，止血带使用时间不得超过 60 s。

（5）采血要顺利，采血后注入抗凝管后必须轻轻颠倒混匀 5～8 次，以避免溶血和血液凝固。

（6）采血后须及时送检，以防因标本存放时间延长、凝血因子消耗加快而影响结果。

【参考范围】 ①PT：成人 9～13 s，超过正常对照 3 s 为异常；②INR：因 ISI 不同而异；③PTR：成人 0.85～1.15；④PTA：70 %～130 %。

【临床意义】

1.延长的可能情况

（1）先天性 FⅡ、FⅤ、FⅦ、FⅩ缺乏症和低（无）纤维蛋白原缺乏症。

（2）获得性凝血因子缺乏，如严重肝病、维生素 K 缺乏症、原发性纤溶亢进症、DIC 等。

（3）循环血液中有抗凝物质（如口服抗凝药物等）存在。

2.缩短

缩短见于先天性 F V 增多症、高凝状态、血栓性疾病、药物影响等。

二、活化部分凝血活酶时间测定

【目的】 本试验用于内源性凝血因子的筛查。

【标本采集】 静脉采血 1.8 mL，注入含有 109 mmol/L 枸橼酸钠 0.2 mL 的专用真空采血管内送检。

【注意事项】

（1）标本采取前，患者停止服用影响凝血功能的药物至少 1 周。

（2）采用真空抗凝管。

（3）抗凝剂与血液的容积比为 1∶9，血液过多、过少均可引起结果异常。

（4）采血时，止血带使用时间不得超过 60 s。

（5）采血要顺利，采血后注入抗凝管后必须轻轻颠倒混匀 5～8 次，以避免溶血和血液凝固。

（6）采血后须及时送检，以防因标本存放时间延长、凝血因子消耗加快而影响结果。

【参考范围】 成人为 25～35 s，超过正常对照 10 s 为异常。

【临床意义】

1.延长见于以下情况

（1）FIX、FXI水平降低的血友病甲、乙或FXI缺乏症、部分血管性血友病。

（2）F I 、F II 、F V 、F X 严重缺乏，如严重肝病、维生素 K 缺乏症等。

（3）原发性或继发性纤溶亢进症。

（4）口服抗凝药物或应用肝素等。

（5）循环血液中有病理性抗凝物质存在，如抗Ⅷ和抗Ⅸ抗体、狼疮样抗凝物质等。

2.缩短

缩短见于高凝状态、血栓性疾病，如DIC高凝期、心肌梗死、深静脉血栓形成等。

三、凝血酶时间测定

【目的】　本试验为反映血浆纤维蛋白原转变为纤维蛋白的筛选试验。

【标本采集】　静脉采血1.8 mL，注入含有109 mmol/L枸橼酸钠0.2 mL的专用真空采血管内送检。

【注意事项】

（1）标本采取前，患者停止服用影响凝血功能的药物至少1周。

（2）采用真空抗凝管。

（3）抗凝剂与血液的容积比为1∶9，血液过多、过少均可引起结果异常。

（4）采血时，止血带使用时间不得超过60 s。

（5）采血要顺利，采血后注入抗凝管后必须轻轻颠倒混匀5～8次，以避免溶血和血液凝固。

（6）采血后须及时送检，以防因标本存放时间延长、凝血因子消耗加快而影响结果。

【参考范围】　成人12～18 s，超过正常对照3 s为异常。

【临床意义】

1.延长

（1）低（无）纤维蛋白原缺乏症和异常纤维蛋白原血症。

（2）肝素或类肝素样抗凝物质的存在，如肝素治疗、肿瘤和系统性红斑狼疮等。

（3）原发性或继发性纤溶亢进症（如DIC），由于FDP增多而对凝血酶有抑制作用，可导致TT延长。

2.TT缩短

一般无临床意义。

四、纤维蛋白原（Fg）测定

【目的】 本试验为出血性疾病和血栓性疾病的筛选试验。

【标本采集】 静脉采血 1.8 mL，注入含有 109 mmol/L 枸橼酸钠 0.2 mL 的专用真空采血管内送检。

【注意事项】

（1）标本采取前，患者停止服用影响凝血功能的药物至少 1 周。

（2）采用真空抗凝管。

（3）抗凝剂与血液的容积比为 1∶9，血液过多、过少均可引起结果异常。

（4）采血时，止血带使用时间不得超过 60 s。

（5）采血要顺利，采血后注入抗凝管后必须轻轻颠倒混匀 5～8 次，以避免溶血和血液凝固。

（6）采血后须及时送检，以防因标本存放时间延长、凝血因子消耗加快而影响结果。

【参考范围】 成人为 2～4 g/L；新生儿为 1.25～3.00 g/L。

【临床意义】

1.增高

（1）感染，如毒血症、肺炎、亚急性细菌性心内膜炎等。

（2）无菌性炎症，如肾病综合征、风湿热、风湿性关节炎等。

（3）血栓前状态或血栓性疾病，如糖尿病、急性心肌梗死及恶性肿瘤、外伤、烧伤、外科手术后、放疗后、妊娠高血压综合征等。

2.降低

（1）原发性纤维蛋白原减少或结构异常。

（2）低（无）纤维蛋白原缺乏症、异常纤维蛋白原血症。

（3）继发性纤维蛋白原减少，如 DIC、原发性纤溶亢进症、重症肝炎和肝硬化等。

五、纤维蛋白（原）降解产物（FDP）

【目的】　本试验为反映纤溶系统功能的筛选试验。

【标本采集】　静脉采血 1.8 mL，注入含有 109 mmol/L 枸橼酸钠 0.2 mL 的专用真空采血管内送检。

【注意事项】

（1）标本采取前，患者停止服用影响凝血功能的药物至少 1 周。

（2）采用真空抗凝管。

（3）抗凝剂与血液的容积比为 1:9，血液过多、过少均可引起结果异常。

（4）采血时，止血带使用时间不得超过 60 s。

（5）采血要顺利，采血后注入抗凝管后必须轻轻颠倒混匀 5～8 次，以避免溶血和血液凝固。

（6）采血后须及时送检，以防因标本存放时间延长、凝血因子消耗加快而影响结果。

【参考范围】　0～5 μg/mL。

【临床意义】　阳性或增高：见于原发或继发性纤溶亢进症，如 DIC、肺栓塞、深静脉血栓形成、恶性肿瘤、肝脏疾病、器官移植术排斥反应和溶栓治疗等。

六、D-二聚体测定

【目的】　本试验为诊断 DIC 特异性较强的试验，同时也是肺栓塞、深静脉血栓形成的筛选试验。

【标本采集】　静脉采血 1.8 mL，注入含有 109 mmol/L 枸橼酸钠 0.2 mL 的专用真空采血管内送检。

【注意事项】

（1）标本采取前，患者停止服用影响凝血功能的药物至少 1 周。

（2）采用真空抗凝管。

（3）抗凝剂与血液的容积比为 1:9，血液过多、过少均可引起结果异常。

（4）采血时，止血带使用时间不得超过 60 s。

（5）采血要顺利，采血后注入抗凝管后必须轻轻颠倒混匀 5～8 次，以避免溶血和血液凝固。

（6）采血后须及时送检，以防因标本存放时间延长、凝血因子消耗加快而影响结果。

【参考范围】　0～0.25 μg/mL。

【临床意义】　在 DIC 时，为阳性或增高，是诊断 DIC 的重要依据。高凝状态和血栓性疾病时，血浆 D-二聚体含量也增高。D-二聚体继发性纤溶症为阳性或增高，而原发性纤溶症为阴性或不升高，此是两者鉴别的重要指标。

七、出血时间（BT）测定

【目的】　本试验为筛查血管与血小板相互作用有无异常较为敏感的试验。

【标本采集】　出血时间是指皮肤毛细血管被刺破后自然出血至自然止血所需要的时间。本试验由检验医师临床检测。

【注意事项】　试验前一天患者应停止使用抗血小板药物，如阿司匹林、盐酸噻氯匹定、氯吡格雷等。

【参考范围】　2.3～9.5 s，大于 10 s 为延长。

【临床意义】

（1）BT 延长：见于血小板数量减少或功能异常，如过敏性血管炎、ITP 等；凝血因子异常、明显贫血或血细胞比容低于 20 %。

（2）BT 缩短：见于高脂蛋白血症、糖尿病及动脉硬化。

八、血块收缩试验（CRT）

【目的】　本试验为反映血小板收缩功能的半定量试验。

【标本采集】　患者到实验室由检验医师临床检测。

【注意事项】

（1）标本采取前，患者停止服用影响凝血功能的药物至少 1 周。

（2）采血后注入干净玻璃管内计时。

（3）不可加任何抗凝剂，时间记录必须准确无误。

（4）不可用塑料管或表面不清洁试管，防止溶血。

【参考范围】　血块开始收缩时间：2 h；完全收缩时间：18～24 h；血块收缩率 48 %～64 %。

【临床意义】　血块收缩率降低：见于特发性血小板减少性紫癜（ITP）、血小板无力症、低（无）纤维蛋白原血症、血小板增多症、红细胞增多症、多发性骨髓瘤及巨球蛋白血症等。

九、血浆鱼精蛋白副凝试验

【目的】　本试验为血浆中可溶性纤维蛋白（FM）和纤维蛋白降解产物片断（FDPs）的检测试验。

【标本采集】　静脉采血 1.8 mL，注入含有 109 mmol/L 枸橼酸钠 0.2 mL 的专用真空采血管内送检。

【注意事项】

（1）标本采取前，患者停止服用影响凝血功能的药物至少 1 周。

（2）采用真空抗凝管。

（3）抗凝剂与血液的容积比为 1∶9，血液过多、过少均可引起结果异常。

（4）采血时，止血带使用时间不得超过 60 s。

（5）采血要顺利，采血后注入抗凝管后必须轻轻颠倒混匀 5～8 次，以避免溶血和血液凝固。

（6）采血后须及时送检，以防因标本存放时间延长、凝血因子消耗加快而影响结果。

【参考范围】　阴性。

【临床意义】　阳性见于以下情况。

（1）DIC 早期和中期，急性 DIC 时阳性加强。

（2）原发或继发性纤溶亢进症、静脉血栓形成、肺梗死。

（3）脓毒血症、严重感染、休克、多发性外伤、烧伤、急性溶血等。

十、血管性血友病因子（vWF）测定

【目的】　本试验为检测血管性血友病因子（vWF）功能的试验。

【标本采集】　静脉采血 1.8 mL，注入含有 109 mmol/L 枸橼酸钠 0.2 mL 的专用真空采血管内送检。

【注意事项】

（1）标本采取前，患者停止服用影响凝血功能的药物至少 1 周。

（2）采用真空抗凝管。

（3）抗凝剂与血液的容积比为 1∶9，血液过多、过少均可引起结果异常。

（4）采血时，止血带使用时间不得超过 60 s。

（5）采血要顺利，采血后注入抗凝管后必须轻轻颠倒混匀 5～8 次，以避免溶血和血液凝固。

（6）采血后须及时送检，以防因标本存放时间延长、凝血因子消耗加快而影响结果。

【参考范围】

（1）血浆 vWF：Ag（ALC 血凝分析仪检测）为 41.1 %～125.9 %（O 型）或 61.3 %～157.8 %（A 型+B 型+AB 型）。O 型人群明显低于 A 型、B 型、AB 型人群总和。

（2）血浆 vWF：A（ALC 血凝分析仪检测）为 38.0 %～125.2 %（O 型）或 49.2 %～169.7 %（A 型+B 型+AB 型）。O 型人群明显低于 A 型、B 型、AB 型人群总和。

【临床意义】

1.增高

（1）血栓性疾病：如缺血性心脑血管性疾病、周围血管性疾病、肾小球疾病、尿毒症、糖尿病、妊娠高血压综合征等。

（2）急性时相反应：如类风湿病、血管炎、恶性肿瘤、器官移植后。

2.降低

见于遗传性或获得性血管性血友病。

十一、血浆内皮素-1（ET-1）测定

【目的】 本试验可了解血管内皮损伤程度。

【标本采集】 静脉采血 1.8 mL，注入含有 109 mmol/L 枸橼酸钠 0.2 mL 的专用真空采血管内送检。

【注意事项】

（1）标本采取前，患者停止服用影响凝血功能的药物至少 1 周。

（2）采用真空抗凝管。

（3）抗凝剂与血液的容积比为 1∶9，血液过多、过少均可引起结果异常。

（4）采血时，止血带使用时间不得超过 60 s。

（5）采血要顺利，采血后注入抗凝管后必须轻轻颠倒混匀 5～8 次，以避免溶血和血液凝固。

（6）采血后须及时送检。

【正常指标】 健康人血浆内皮素 ET 为 1.0 pg/ml。

【异常指标】 升高。

【参考范围】 ELISA 双抗体夹心法：血浆 ET-1 小于 5 ng/L。

【临床意义】 阳性即升高：血浆内皮素大于 1.0 pg/ml，提示可能患有心血管、呼吸系统、消化系统、神经系统等疾病。

十二、血浆血栓调节蛋白（TM）

【目的】 本试验可以清楚了解血管内皮损伤程度。

【标本采集】 静脉采血 1.8 mL，注入含有 109 mmol/L 枸橼酸钠 0.2 mL 的专用真空采血管内送检。

【注意事项】

（1）标本采取前，患者停止服用影响凝血功能的药物至少 1 周。

（2）采用真空抗凝管。

（3）抗凝剂与血液的容积比为 1∶9，血液过多、过少均可引起结果异常。

（4）采血时，止血带使用时间不得超过 60 s。

（5）采血要顺利，采血后注入抗凝管后必须轻轻颠倒混匀 5～8 次，以避免溶血和血液凝固。

（6）采血后须及时送检。

【参考范围】 血浆 TM∶Ag 为 20～35 ng/mL；血浆 TM∶A 为 68 %～120 %。

【临床意义】

（1）增高：见于损伤血管内皮的疾病，如糖尿病、肾小球疾病、系统性红斑狼疮、弥散性血管内凝血、急性心肌梗死、脑梗死等。

（2）降低：见于 TM 缺乏。

十三、血小板黏附试验（PAdT）

【目的】 本试验为用于了解血小板功能的一项试验。

【标本采集】 静脉采血 1.8 mL，注入含有 109 mmol/L 枸橼酸钠 0.2 mL 的专用真空采血管内送检。

【注意事项】

（1）标本采取前，患者停止服用影响凝血功能的药物至少 1 周。

（2）采用真空抗凝管。

（3）抗凝剂与血液的容积比为 1∶9，血液过多、过少均可引起结果异常。

（4）采血时，止血带使用时间不得超过 60 s。

（5）采血要顺利，采血后注入抗凝管后必须轻轻颠倒混匀 5～8 次，以避免溶血和血液凝固。

（6）采血后须及时送检。

【参考范围】 血小板黏附率（玻球法）：男性为 29 %～40 %；女性为 34 %～45 %。

【临床意义】

（1）增高：见于血栓前状态和血栓性疾病，如急性心肌梗死、脑血栓形成、心绞痛、动脉硬化、糖尿病、高脂蛋白血症等。

（2）降低：见于遗传性或获得性血小板功能缺陷疾病，如巨血小板综合征、血小板无力症、肝硬化、尿毒症、MDS、低（无）纤维蛋白原血症、血管性血友病和服用抗血小板药物等。

十四、血小板聚集功能试验

【目的】　本试验为用于了解血小板功能的一项试验。

【标本采集】　静脉采血 1.8 mL，注入含有 109 mmol/L 枸橼酸钠 0.2 mL 的专用真空采血管内送检。

【注意事项】

（1）标本采取前，患者停止服用影响凝血功能的药物至少 1 周。

（2）采用真空抗凝管。

（3）抗凝剂与血液的容积比为 1∶9，血液过多、过少均可引起结果异常。

（4）采血时，止血带使用时间不得超过 60 s。

（5）采血要顺利，采血后注入抗凝管后必须轻轻颠倒混匀 5～8 次，以避免溶血和血液凝固。

（6）采血后须及时送检。

【参考范围】　血小板最大聚集率（光学比浊法）：①ADP（3 μmol/L）50 %～79 %；②ADP（10 μmol/L）>60 %；③AA（20 mg/L）56 %～82 %；④EPI（0.4 mg/L）50 %～85.6 %，RIS（1.5 g/L）58 %～76 %。

【临床意义】

（1）遗传性血小板功能缺陷症：见于血小板无力症、巨血小板综合征、血小板储存池缺陷、血小板花生四烯酸代谢缺陷。

（2）获得性血小板功能缺陷症：见于尿毒症、骨髓增殖性肿瘤、肝硬化、异常球蛋白血症、部分急性白血症、MDS、心肺旁路术等。

十五、血小板自身抗体试验（PAIg）

【目的】　本试验用于检测血小板表面膜蛋白的特异性抗体。

【标本采集】　静脉采血 1.8 mL，注入含有 109 mmol/L 枸橼酸钠 0.2 mL 的专用真空采血管内送检。

【注意事项】

（1）标本采取前，患者停止服用影响凝血功能的药物至少 1 周。

（2）采用真空抗凝管。

（3）抗凝剂与血液的容积比为 1：9，血液过多、过少均可引起结果异常。

（4）采血时，止血带使用时间不得超过 60 s。

（5）采血要顺利，采血后注入抗凝管后必须轻轻颠倒混匀 5～8 次，以避免溶血和血液凝固。

（6）采血后须及时送检。

【参考范围】 血小板免疫荧光试验（PIFT 法）：阴性。

【临床意义】 阳性见于 ITP、继发性 ITP。

十六、血浆凝血因子 FⅡ、FⅤ、FⅦ、FⅩ检测

【目的】 本试验用于外源性凝血因子筛查。

【标本采集】 静脉采血 1.8 mL，注入含有 109 mmol/L 枸橼酸钠 0.2 mL 的专用真空采血管内送检。

【注意事项】

（1）标本采取前，患者停止服用影响凝血功能的药物至少 1 周。

（2）采用真空抗凝管。

（3）抗凝剂与血液的容积比为 1：9，血液过多、过少均可引起结果异常。

（4）采血时，止血带使用时间不得超过 60 s。

（5）采血要顺利，采血后注入抗凝管后必须轻轻颠倒混匀 5～8 次，以避免溶血和血液凝固。

（6）采血后须及时送检，以免低温保存时引起冷激活。

【参考范围】 凝血因子 FⅡ、FⅤ、FⅦ、FⅩ 的平均值为 100%。FII：C 为 97.7%±16.7%；FV：C 为 98.5%±30.9%；FⅦ：C 为 98.3%±17.3%；FX：C 为 97.6%±19.0%。

【临床意义】

1.增高

见于血栓前状态和血栓性疾病。

2.降低

见于肝脏病变、维生素 K 缺乏（因子 V：C 除外）、弥散性血管内凝血和口服抗凝药等，先天性上述因子缺乏较罕见。

十七、血浆凝血因子 FⅧ、FⅨ、FⅪ、FⅫ检测

【目的】　本试验用于内源性凝血因子筛查。

【标本采集】静脉采血 2 mL，注入含有 109 mmol/L 枸橼酸钠 0.2 mL 的专用真空采血管内送检。

【注意事项】

（1）标本采取前，患者停止服用影响凝血功能的药物至少 1 周。

（2）采用真空抗凝管。

（3）抗凝剂与血液的容积比为 1∶9，血液过多、过少均可引起结果异常。

（4）采血时，止血带使用时间不得超过 60 s。

（5）采血要顺利，采血后注入抗凝管后必须轻轻颠倒混匀 5～8 次，以避免溶血和血液凝固。

（6）采血后须及时送检，以免低温保存时引起冷激活。

【参考范围】　手工一步法。FⅧ：C 为 98.7%±25.7%；FⅨ：C 为 98.1%±30.4%；FⅪ：C 为 100%±18.4%；FⅫ：C 为 92.4%±20.7%。

【临床意义】

（1）血友病。FⅧ：C 和 FⅨ：C 是诊断血友病 A 和 B 的重要指标，根据凝血因子活性可将血友病分为重型（<2%）、中型（<5%）、亚临床型（<45%）。

（2）血管性血友病。1 型和 3 型 FⅧ：C 可显著降低（20%～40%），2 型患者 FⅧ：C 可正常。

（3）FⅨ、FⅪ先天缺陷较少见，FⅫ缺乏症患者易发生血栓性疾病。

（4）肝脏疾病，FⅧ：C 活性增高。当肝脏疾病并发 DIC 时，FⅧ：C 活

性小于 50 %，因子 FIX、FXI、FXII可减少。

（5）血液高凝状态和血栓性疾病，如深静脉血栓形成、肺栓塞、肾病综合征、妊娠高血压综合征、恶性肿瘤等，凝血因子 FVIII、FIX、FXI、FXII活性可增高。

十八、血浆组织因子（TF）

【目的】　本试验用于外源性凝血因子的筛查。

【标本采集】　静脉采血 1.8 mL，注入含有 109 mmol/L 枸橼酸钠 0.2 mL 的专用真空采血管内送检。

【注意事项】

（1）标本采取前，患者停止服用影响凝血功能的药物至少 1 周。

（2）采用真空抗凝管。

（3）抗凝剂与血液的容积比为 1:9，血液过多、过少均可引起结果异常。

（4）采血时，止血带使用时间不得超过 60 s。

（5）采血要顺利，采血后注入抗凝管后必须轻轻颠倒混匀 5～8 次，以避免溶血和血液凝固。

（6）采血后须及时送检，以免低温保存时引起冷激活。

【参考范围】　手工一步法。TF:C 为 81 %～100 %±14%。

【临床意义】

（1）升高提示体内某些活性物质增高，如肿瘤坏死因子、白介素-1、白介素-6 大量分泌时，PTF 水平也会同步升高，在疾病好转或治疗有效时，水平下降。

（2）降低提示全身炎症反应，如内毒素作用、严重创伤、休克、急性呼吸窘迫综合征（ARDS）或各种原因引起的弥散性血管内凝血（DIC）。

检验结果的临床意义必须由临床专业医师结合病史、症状、体征以及其他辅助检查结果，全面综合分析判断。

十九、凝血因子ⅩⅡ测定

【目的】 本试验用于临床上不明原因出血的病因分析。

【标本采集】 静脉采血 1.8 mL，注入含有 109 mmol/L 枸橼酸钠 0.2 mL 的专用真空采血管内送检。

【注意事项】

（1）标本采取前，患者停止服用影响凝血功能的药物至少 1 周。

（2）采用真空抗凝管。

（3）抗凝剂与血液的容积比为 1∶9，血液过多、过少均可引起结果异常。

（4）采血时，止血带使用时间不得超过 60 s。

（5）采血要顺利，采血后注入抗凝管后必须轻轻颠倒混匀 5～8 次，以避免溶血和血液凝固。

（6）采血后须及时送检，以免低温保存时引起冷激活。

【参考范围】 手工一步法。FXⅢ∶C 为 70 %～ 100 %±40%；FXⅡA∶Ag 为 88 %～ 100%±13%；FXⅡB∶Ag 为 86 %～ 100 %±11%。

【临床意义】 缺乏可导致外伤及手术后自发性出血、出血时间延长及伤口愈合延迟。

二十、血浆凝血酶原片段 1+2 检测

【目的】 本试验为反映凝血活化的分子标志物的试验。

【标本采集】 静脉采血 1.8 mL，注入含有 109 mmol/L 枸橼酸钠 0.2 mL 的专用真空采血管内送检。

【注意事项】

（1）标本采取前，患者停止服用影响凝血功能的药物至少 1 周。

（2）采用真空抗凝管。

（3）抗凝剂与血液的容积比为 1∶9，血液过多、过少均可引起结果异常。

（4）采血时，止血带使用时间不得超过 60 s。

（5）采血要顺利，采血后注入抗凝管后必须轻轻颠倒混匀 5～8 次，以

避免溶血和血液凝固。

（6）采血后须及时送检，以免低温保存时引起冷激活。

【正常值】 0.67±0.19nmol/L。

【参考范围】 光学比浊法：0.29～1.05 nmol/L。

【临床意义】

异常结果：

F1+2 增加见于血栓前状态和血栓性疾病，DIC、DVT、急性白血病(尤其是急性早幼粒细胞白血病)、遗传性 AT-III 缺乏症、蛋白 C 缺乏症、蛋白 S 缺乏症等。

需要检查的人群：有自发的轻微损伤，手术后有长时间出血倾向的人群。

二十一、血浆纤维蛋白肽 A（FPA）

【目的】 本试验为反映凝血活化的分子标志物的试验。

【标本采集】 静脉采血 1.8 mL，注入含有 109 mmol/L 枸橼酸钠 0.2 mL 的专用真空采血管内送检。

【注意事项】

（1）标本采取前，患者停止服用影响凝血功能的药物至少 1 周。

（2）采用真空抗凝管。

（3）抗凝剂与血液的容积比为 1∶9，血液过多、过少均可引起结果异常。

（4）采血时，止血带使用时间不得超过 60 s。

（5）采血要顺利，采血后注入抗凝管后必须轻轻颠倒混匀 5～8 次，以避免溶血和血液凝固。

（6）采血后须及时送检，以免低温保存时引起冷激活。

【参考范围】 光学比浊法：男性为 1.22～2.44 μg/L；女性为 1.2～3.28 μg/L。

【临床意义】本试验被作为早期或疑难 DIC 病例的诊断试验。

1.增高

增高见于血栓前状态和血栓性疾病，如急性心绞痛、心肌梗死、脑血栓形成、肺栓塞、肾病综合征、尿毒症、恶性肿瘤转移等。

2.降低

（1）纤维蛋白原消耗过度：见于弥散性血管内凝血。

（2）纤维蛋白原合成减少：见于营养不良、重症肝炎、肝硬化。

（3）其他：见于原发性纤溶症、先天性纤维蛋白原缺乏症等。

二十二、血浆凝血酶-抗凝血酶复合物（TAT）

【目的】　本试验为反映凝血活化的分子标志物的试验。

【标本采集】　静脉采血 1.8 mL，注入含有 109 mmol/L 枸橼酸钠 0.2 mL，的专用真空采血管内送检。

【注意事项】

（1）标本采取前，患者停止服用影响凝血功能的药物至少 1 周。

（2）采用真空抗凝管。

（3）抗凝剂与血液的容积比为 1:9，血液过多、过少均可引起结果异常。

（4）采血时，止血带使用时间不得超过 60 s。

（5）采血要顺利，采血后注入抗凝管后必须轻轻颠倒混匀 5～8 次，以避免溶血和血液凝固。

（6）采血后须及时送检，以免低温保存时引起冷激活。

【参考范围】　光学比浊法：1.0～4.1 μg/L。

【临床意义】

本实验是反映凝血酶活性的实验。增高见于急性心肌梗死、不稳定性心绞痛、DIC、深静脉血栓形成、脑梗死、急性白血病等。

（1）增高：约 90% 见于 DIC 病例，用于诊断早期 DIC。

（2）血栓前状态、急性心肌梗死可轻度增高。

（3）血栓性疾病，如深静脉血栓形成、肺栓塞、急性白血病、部分肿瘤（肺癌）可显著增高。

（4）如果溶栓有效，则可迅速下降。溶栓治疗 2 h，若小于 6.0 μg/L，则表明溶栓成功。若在溶栓治疗 36 h 后大于 6.0 μg/L，则提示冠状动脉可能出现再梗死。

二十三、血浆抗凝血酶（AT）

【目的】 本试验可反映血浆抗凝血酶活性，有助于 AT 缺陷症的分型。

【标本采集】 静脉采血 1.8 mL，注入含有 109 mmol/L 枸橼酸钠 0.2 mL 的专用真空采血管内送检。

【注意事项】

（1）标本采取前，患者停止服用影响凝血功能的药物至少 1 周。

（2）采用真空抗凝管。

（3）抗凝剂与血液的容积比为 1∶9，血液过多、过少均可引起结果异常。

（4）采血时，止血带使用时间不得超过 60 s。

（5）采血要顺利，采血后注入抗凝管后必须轻轻颠倒混匀 5～8 次，以避免溶血和血液凝固。

（6）采血后须及时送检，以免低温保存时引起冷激活。

【参考范围】 免疫火箭电泳法。AT∶A 为 80 %～100%±20%；AT∶Ag 为 0.17～0.41 g/L。

【临床意义】

当 AT 缺陷时，患者易出现血液高凝状态而形成血栓。

（1）遗传性 AT 缺陷：Ⅰ型患者 AT 含量降低及活性降低；Ⅱ型患者 AT 含量正常但活性降低。

（2）获得性 AT 缺陷见于进行性肝实质损伤，如肝硬化、肾病综合征、DIC、脓毒血症等。

（3）大型外科手术、烧伤可使 AT 短时间下降，可能诱发血栓形成或 DIC。

二十四、血浆蛋白 C（PC）测定

【目的】 本试验可反映血浆蛋白 C 的功能。

【标本采集】 静脉采血 1.8 mL，注入含有 109 mmol/L 枸橼酸钠 0.2 mL 的专用真空采血管内送检。

【注意事项】

（1）标本采取前，患者停止服用影响凝血功能的药物至少1周。

（2）采用真空抗凝管。

（3）抗凝剂与血液的容积比为1∶9，血液过多、过少均可引起结果异常。

（4）采血时，止血带使用时间不得超过60 s。

（5）采血要顺利，采血后注入抗凝管后必须轻轻颠倒混匀5～8次，以避免溶血和血液凝固。

（6）采血后须及时送检，以免低温保存时引起冷激活。

【参考范围】　免疫火箭电泳法。PC∶A 为 70 %～100 %±40%；PC∶Ag 为 62 %～100 %±43%（3～6 mg/L）。

【临床意义】

（1）遗传性 PC 缺陷。PC 含量降低或活性降低：纯合子型患者血浆 PC 水平接近 0 或小于 20 %；杂合子型患者血浆 PC 水平低于健康人的 50 %，患者易出现复发性的静脉血栓形成。

（2）PC 含量或活性降低：见于肝脏疾病，如急、慢性肝炎，以及肝硬化、DIC、急性呼吸窘迫综合征等。

二十五、血浆蛋白 S（PS）测定

【目的】　本试验可反映血浆蛋白 S 的抗凝血功能，常用来检测血浆游离蛋白 S（FPS）及总蛋白 S（TPS）。

【标本采集】　静脉采血 1.8 mL，注入含有 109 mmol/L 枸橼酸钠 0.2 mL 的专用真空采血管内送检。

【注意事项】

（1）标本采取前，患者停止服用影响凝血功能的药物至少1周。

（2）采用真空抗凝管。

（3）抗凝剂与血液的容积比为 1∶9，血液过多、过少均可引起结果异常。

（4）采血时，止血带使用时间不得超过 60 s。

（5）采血要顺利，采血后注入抗凝管后必须轻轻颠倒混匀 5～8 次，以避免溶血和血液凝固。

（6）采血后须及时送检，以免低温保存时引起冷激活。

【参考范围】　免疫火箭电泳法。FPS：A 为 63％～100％±35%；FPS：Ag 为 62％～100％±43%（3～6 mg/L）；TPS：Ag 为 77％～100％±16%。

【临床意义】

血浆蛋白 S 缺陷患者，易出现血液高凝状态，血栓形成的风险增高，尤其是年轻人。

（1）遗传性 PS 缺陷。Ⅰ型患者 TPS、FPS 和 PS：A 含量降低及活性均降低；Ⅱa 型患者 TPS：Ag 正常，但 FPS：A、FPS：Ag 活性降低；Ⅱb 型患者 TPS：Ag 和 FPS：Ag 正常，但 FPS：A 活性降低。

（2）获得性 PS 缺陷。见于肝脏疾病，如急、慢性肝炎，以及肝硬化、急性呼吸窘迫综合征等。DIC 时，PS 变化不大。

二十六、血浆组织因子途径抑制物（TFPI）

【目的】　本试验用于检测外源性凝血途径抑制物。

【标本采集】　静脉采血 1.8 mL，注入含有 109 mmol/L 枸橼酸钠 0.2 mL 的专用真空采血管内送检。

【注意事项】

（1）标本采取前，患者停止服用影响凝血功能的药物至少 1 周。

（2）采用真空抗凝管。

（3）抗凝剂与血液的容积比为 1∶9，血液过多、过少均可引起结果异常。

（4）采血时，止血带使用时间不得超过 60 s。

（5）采血要顺利，采血后注入抗凝管后必须轻轻颠倒混匀 5～8 次，以避免溶血和血液凝固。

（6）采血后须及时送检，以免低温保存时引起冷激活。

【参考范围】　ELISA 双抗体夹心法。TFPI：A 为 78％～100%±54%。

【临床意义】

（1）在生理情况下，血浆 TFPI 是外源性凝血途径抑制物，一旦缺陷可导致血液出现高凝状态，临床上多为获得性缺乏，常见于各种原因所致的 DIC、脓毒血症、大手术等。

（2）当一些疾病导致广泛性血管内皮损伤时，可致血浆 TFPI 增多，见于致死性败血症、慢性肾功能衰竭等。

二十七、血浆纤溶酶原活性（PLG：A）测定

【目的】　本试验用于检测血液中纤维蛋白溶解能力，主要检测纤溶酶原活性（PLG：A）及纤溶酶原抗原（PLG：Ag）。

【标本采集】静脉采血 1.8 mL，注入含有 109 mmol/L 枸橼酸钠 0.2 mL 的专用真空采血管内送检。

【注意事项】

（1）标本采取前，患者停止服用影响凝血功能的药物至少 1 周。

（2）采用真空抗凝管。

（3）抗凝剂与血液的容积比为 1∶9，血液过多、过少均可引起结果异常。

（4）采血时，止血带使用时间不得超过 60 s。

（5）采血要顺利，采血后注入抗凝管后必须轻轻颠倒混匀 5～8 次，以避免溶血和血液凝固。

（6）采血后须及时送检，以免低温保存时引起冷激活。

【参考范围】　发色底物法。PLG：A 为 73 %～100%±27%；PLG：Ag 为 0.16～0.28 g/L。

【临床意义】

（1）PLG 活性和含量降低：见于肝实质损伤，如肝硬化等肝合成 PLG 减少。

（2）DIC、脓毒血症、溶栓治疗、原发性纤溶亢进症时，由于纤溶活性增高，PLG 因消耗过多而含量降低。

（3）某些恶性肿瘤、糖尿病可见 PLG 增高。

（4）遗传性 PLG 减少，其活性降低、含量减少。

二十八、血浆组织型纤溶酶原活化剂（t-PA）测定

【目的】 本试验用于检测血液中纤维蛋白溶解能力，主要检测组织型纤溶酶原活化剂活性（t-PA：A）及组织型纤溶酶原活化剂抗原（t-PA：Ag）。

【标本采集】 静脉采血 1.8 mL，注入含有 109 mmol/L 枸橼酸钠 0.2 mL 的专用真空采血管内送检。

【注意事项】

（1）标本采取前，患者停止服用影响凝血功能的药物至少 1 周。

（2）采用真空抗凝管。

（3）抗凝剂与血液的容积比为 1∶9，血液过多、过少均可引起结果异常。

（4）采血时，止血带使用时间不得超过 60 s。

（5）采血要顺利，采血后注入抗凝管后必须轻轻颠倒混匀 5～8 次，以避免溶血和血液凝固。

（6）采血后须及时送检，以免低温保存时引起冷激活。

【参考范围】 发色底物法。t-PA：A 每毫升 0.3～0.6 活化单位；t-PA：Ag 1.5～10.5 μg/L。

【临床意义】

（1）纤溶亢进：见于原发性和继发性纤溶亢进症，如 DIC 等。

（2）纤溶活性降低：见于血栓前状态与血栓性疾病，如深静脉血栓形成、动脉血栓形成、缺血性脑梗死、高脂血症、口服避孕药等。

（3）溶栓治疗监测：静脉注射 t-PA 20 min，血浆 t-PA：A 或血浆 t-PA：Ag 在参考范围上限的 2～3 倍时可取得较好疗效。

二十九、血浆纤溶酶原活化抑制剂活性（PAI：A）测定

【目的】 本试验用于检测血液中抑制纤维蛋白溶解能力，主要检测血浆纤溶酶原活化抑制剂活性（PAI：A）及血浆纤溶酶原活化抑制剂浓度（PAI：C）。

【标本采集】 静脉采血 1.8 mL，注入含有 109 mmol/L 枸橼酸钠 0.2 mL 的专用真空采血管内送检。

【注意事项】

（1）标本采取前，患者停止服用影响凝血功能的药物至少 1 周。

（2）采用真空抗凝管。

（3）抗凝剂与血液的容积比为 1∶9，血液过多、过少均可引起结果异常。

（4）采血时，止血带使用时间不得超过 60 s。

（5）采血要顺利，采血后注入抗凝管后必须轻轻颠倒混匀 5～8 次，以避免溶血和血液凝固。

（6）采血后须及时送检，以免低温保存时引起冷激活。

【参考范围】 发色底物法。PAI-1∶A 每毫升 0.1～1.0 抑制单位；PAI-1∶C＜1 U/mL。

【临床意义】 血浆 PAI 降低，可增高出血风险。相反，PAI 增多可增高血栓形成的风险。部分深静脉血栓形成患者有 PAI-1 释放增高或 t-PA 减少。急性感染、炎症、脓毒血症、恶性肿瘤及手术后可见 PAI 暂时增高。

三十、血浆纤溶酶-抗纤溶酶复合物（PAP）测定

【目的】 血浆纤溶酶-抗纤溶酶复合物（PAP）是反映体内纤溶系统实际水平较为敏感的标志物。

【标本采集】 静脉采血 1.8 mL，注入含有 109 mmol/L 枸橼酸钠 0.2 mL 的专用真空采血管内送检。

【注意事项】

（1）标本采取前，患者停止服用影响凝血功能的药物至少 1 周。

（2）采用真空抗凝管。

（3）抗凝剂与血液的容积比为 1∶9，血液过多、过少均可引起结果异常。

（4）采血时，止血带使用时间不得超过 60 s。

（5）采血要顺利，注入抗凝管后必须轻轻颠倒混匀 5～8 次，以避免溶血和血液凝固。

（6）采血后须及时送检，以免低温保存时引起冷激活。

【参考范围】 发色底物法：PAP 为 0.12～0.70 mg/L。

【临床意义】

异常结果：

含量增高，由于在纤溶系统起核心作用的纤溶酶的半衰期仅为 0.1s，不便进行测定，既往用于反映纤溶状态的指标是测定其前身纤溶酶或纤溶酶的抑制物（α2-抗纤溶抑制物），通过两者水平降低，而推断出纤溶活性增强，近年来则转而测定纤溶酶-α2 抗纤溶酶复合物含量，纤溶酶生成后迅速与α2-抗纤溶酶 1∶1 摩尔形成复合物使纤溶酶灭活，PIC 的出现直接反映纤溶酶的生成，在血栓前状态和 DIC 时增高。

需要检查的人群：中老年人群出现肢体疼痛、肿胀、浅静脉怒张并沿静脉可触之索条状物时。

结果偏高可能疾病：弥漫性血管内凝血。

第三节　肝功能、肾功能的生物化学检验

一、肝功能的生物化学检验

肝脏是人体内最大的消化腺，是维持生命和内环境稳定的重要器官。肝细胞含有丰富的膜结构及有关酶系，是进行物质代谢和生物转化的主要场所，是体内新陈代谢的中心。肝脏的主要功能是合成蛋白质和胆汁酸，加工并储存营养物质，生物转化和激素灭活。当肝脏受损时，可以通过以下和肝功能有关的指标来进行肝脏疾病的早期诊断、病情监测和预后评估。

（一）肝脏疾病相关酶学检验

1.丙氨酸转氨酶

【采样要求】　血清、血浆（肝素、EDTA、枸橼酸盐、草酸盐等）。

【参考范围】　男性为 0～40 U/L；女性为 0～50 U/L。

【临床意义】

（1）增高：不常见，脂肪肝、肾脏疾病、肥胖时出现血清胆碱酯酶增加。

（2）降低：①急性病毒性肝炎、慢性肝炎、肝硬化、肝功能不全；②慢性胆道疾病、肝癌合并肝硬化；③有机磷中毒、营养不良、感染及贫血。

【注意事项】　待检血浆从冰箱取出后应立即置于 37 ℃水浴中融冻，但不能反复冻融。

2.天冬氨酸转氨酶

【采样要求】　血清、血浆（肝素、EDTA、枸橼酸盐、草酸盐）。

【检测方法】　连续监测法。

【参考范围】　男性为 0～35 U/L；女性为 0～40 U/L。

【临床意义】

病理性增高：

（1）心肌梗塞发病 6～12 h 显著升高，增高的程度可反映损害的程度，

并在发作后 48 h 达到最高值，3～5 d 恢复正常。

（2）各种肝病 AST 可增高，肝病早期和慢性肝炎增高不明显，AST/ALT 比值小于 1。严重肝病和肝病后期增高，AST/ALT 比值大于 1。

（3）其他疾病如心肌炎、肾炎及肺炎等 AST 也轻度增高。

【注意事项】

（1）不宜反复冰冻保存。

（2）避免溶血。

3.谷氨酰胺转肽酶

【采样要求】 血清、血浆（肝素、EDTA）。

【检测方法】 连续监测法。

【参考范围】 男性为 55 U/L 以下；女性为 38 U/L 以下。

【临床意义】 增高可见于：①原发性或转移性肝癌；②阻塞性黄疸、急性肝炎、慢性肝炎活动期、胆道感染、肝硬化；③其他疾病如心肌梗死、急性胰腺炎。

【注意事项】

（1）不宜反复冰冻保存。

（2）避免溶血。

（3）在室温下，酶活性可稳定 1 周。

4.碱性磷酸酶

【采样要求】 血清、血浆（肝素）。

【检测方法】 连续监测法。

【参考范围】 新生儿为 48～406 U/L；婴儿为 124～341 U/L；1～3 岁为 108～317 U/L；4～14 岁为 42～220 U/L；15～18 岁为 47～171 U/L；成人为 3～50 U/L。

【临床意义】

（1）增高：①各种形式的胆道梗阻；②佝偻病、骨折愈合期及骨转移瘤时。

（2）降低：心脏外科手术后、蛋白质热能营养不良、低镁血症、甲状腺功能低下、恶性贫血及家族性磷酸酶过低等。

【注意事项】

（1）冷冻会导致 ALP 增高。

（2）在4～8℃条件下可稳定1周。

5.单胺氧化酶

【采样要求】 血清、血浆（肝素）。

【检测方法】 连续监测法。

【参考范围】 12～40 U/mL。

【临床意义】

（1）增高：①肝硬化时，血清MAO活性常明显增高，阳性率可在80％以上；②某些肝外疾病，如糖尿病、甲状腺功能亢进、系统硬化症也会使MAO增高。

（2）降低：服用呋喃唑酮、肾上腺皮质激素等可使单胺氧化酶降低。

【注意事项】 待检血浆从冰箱取出后应立即置于37℃水浴中融冻，但不能反复冻融。

6.脯氨酰羟化酶（PH）

【采样要求】 血清、血浆（肝素）。

【检测方法】 连续监测法。

【参考范围】 20.8～58.2 μg/L。

【临床意义】 一般见于增高：肝硬化、慢性肝炎活动期、慢性活动性肝炎伴有碎屑样坏死、酒精性肝炎、炎症。

【注意事项】 待检血浆从冰箱取出后应立即置于37℃水浴中融冻，但不能反复冻融。

7. 5'-核苷酸酶（5'-NT）

【采样要求】 血清、血浆（肝素）。

【检测方法】 连续监测法。

【参考范围】 正常人参考范围：2-17U/L

【临床意义】

血清中5'-NT测定主要用于肝胆系统疾病的诊断和骨骼疾病的鉴别诊断。血清中5'-NT活性增高主要见于肝胆系统疾病，如阻塞性黄疸、原发性及继发性肝癌、肝炎等，通常其活性变化与ALP的活性一致。在骨骼系统疾病中，如肿瘤转移、畸形性骨炎、甲状旁腺机能亢进、佝偻病等，ALP活性通常增高，但5'-NT正常。

所以 ALP 和 5'-NT 同时测定有助于肝胆系统和骨骼系统疾病的鉴别诊断。

【注意事项】　在 2～8 ℃可保存 48 h，-20 ℃可保存较长时间。

8.α-L-岩藻糖苷酶

【采样要求】　血清、血浆（EDTA）。

【检测方法】　连续监测法。

【参考范围】　10～35 U/L。

【临床意义】

（1）增高：见于原发性肝癌，某些转移性肝癌、肺癌、乳腺癌、卵巢或子宫癌，某些非肿瘤性疾病如肝硬化、慢性肝炎和消化道出血等。

（2）降低：见于岩藻糖苷贮积症。

【注意事项】

（1）标本避免溶血。

（2）及时分离血清，如不能及时测定，应置-20 ℃保存。

9.血管紧张素转换酶（ACE）

【采样要求】　血清、血浆（肝素）。

【检测方法】　连续监测法。

【参考范围】　39～141 U/L。

【临床意义】

（1）增高：见于肉样瘤病和其他的疾病。

（2）降低：与血管床内皮功能障碍有关。

【注意事项】

（1）标本避免溶血。

（2）在 4～8 ℃条件下可稳定 1 周，在-20 ℃条件下可稳定几个月。

10.胆碱酯酶（ChE）

【采样要求】　血清、血浆（肝素）。

【检测方法】　连续监测法。

【参考范围】　男性为 4.62～11.5 kU/L；女性为 3.93～10.8 kU/L。

【临床意义】

（1）增高：不常见，于脂肪肝、肾脏疾病、肥胖时出现。

（2）降低：①急性病毒性肝炎、慢性肝炎、肝硬化、肝功能不全；②慢性胆道疾病，肝癌合并肝硬化；③有机磷中毒、营养不良、感染及贫血等。

【注意事项】　待检血浆从冰箱取出后应立即置于 37 ℃水浴中融冻，但不能反复冻融。

11.谷氨酸脱氢酶（GLD）

【采样要求】　血清、血浆（肝素、EDTA、枸橼酸钠）。

【检测方法】　连续监测法。

【正常值】　0～1.5U/L。

【临床意义】异常结果为增高：见于急性病毒性肝炎、慢性肝炎、肝硬化。

【注意事项】

（1）血清标本在室温至少可稳定 4 h，4 ℃可保存 24 h，-20 ℃可保存 4 周。

（2）轻度溶血和黄疸对测定结果影响不大。

12.腺苷脱氨酶

【采样要求】　血清、血浆（枸橼酸盐、肝素）。

【检测方法】　连续监测法。

【参考范围】　15～20 U/L。

【临床意义】

（1）ADA 对诊断结核性渗出液的特异性和敏感性明显优于活检和细菌学方法，结核性胸腔、腹腔积液 ADA 活性显著增加，癌性胸腔、腹腔积液不增加，而血清 ADA 活性两者无显著性差异。

（2）脑脊液 ADA 检测可作为中枢神经系统疾病诊断和鉴别诊断的重要指标，结核性脑膜炎显著增加，病毒性脑膜炎不增加，颅内肿瘤及中枢神经系统白血病稍增加。

（3）ADA 活性降低可见于重度免疫缺陷病。

【注意事项】　溶血标本禁用。

（二）肝胆疾病相关代谢物质的检验

1.总胆汁酸（TBA）

【采样要求】　血清、血浆（肝素、EDTA）。

【检测方法】 循环酶比色法。

【参考范围】 0～10 μmol/L。

【临床意义】

增高：

（1）轻度（10～20 μmol/L）增高，见于急性肝炎（恢复期）、慢性肝炎（非活动性、活动性）、肝硬化（代偿期）、肝癌、体质性黄疸、吉尔伯特综合征、迪宾-约翰逊综合征

（2）中度（20～40 μmol/L）增高，见于急性肝炎（急性期）、慢性肝炎（活动期）、肝硬化（代偿期）、肝癌。

（3）高度（40 μmol/L）增高，见于急性肝炎（急性期）、肝硬化（代偿期、失代偿期）、肝癌、胆汁淤积（肝内、肝外）、重症肝炎。

【注意事项】

（1）不宜反复冰冻保存。

（2）避免溶血。

2.总胆红素（TBIL）

【采样要求】 血清、血浆（肝素）。

【检测方法】 钒酸盐氧化法。

【参考范围】 新生儿0～1 d为51～102 μmol/L；1～2 d为103～137 μmol/L；3～5 d为154～205 μmol/L；5 d至1个月为171 μmol/L以下；超过1个月为2～19 μmol/L；成人低于17.2 μmol/L。

【临床意义】

（1）增高：①肝脏疾病，急性黄疸型肝炎、急性黄色肝坏死、慢性活动性肝炎、肝硬化等；②肝外的疾病，如溶血性黄疸、血型不合的输血反应、新生儿黄疸、胆石症等。

（2）降低：缺锌、缺铁性贫血等。

【注意事项】

（1）婴儿刚出生会出现生理性黄疸，一般出生2～3 d出现，4～6 d达到高峰，7～10 d开始消退。

（2）黄疸会影响其他生化项目的检测。

3.结合胆红素（CBIL）

【采样要求】　血清、血浆（肝素）。

【检测方法】　钒酸盐氧化法。

【参考范围】　0～6.0 μmol/L。

【临床意义】　异常情况为增加。

（1）阻塞性黄疸、肝细胞性黄疸。以结合胆红素增加为主，常见于原发性胆汁性肝硬化、胆道梗阻等。肝炎与肝硬化患者的结合胆红素都可能增加。

（2）胆红素总量增加、结合胆红素增加时，疑为肝内及肝外阻塞性黄疸、胰头癌、毛细胆管型肝炎及其他胆汁淤积综合征。

【注意事项】

（1）婴儿刚出生会出现生理性黄疸，一般出生 2～3 d 出现，4～6 d 达到高峰，7～10 d 开始消退。

（2）黄疸会影响其他生化项目的检测。

4.未结合胆红素（NCBIL）

【采样要求】　血清、血浆（肝素）。

【检测方法】　钒酸盐氧化法。

【参考范围】　0～6.8 μmol/L。

【临床意义】　血中未结合胆红素升高的原因主要有两点。

（1）红细胞本身有缺陷，如某些酶缺乏或血红蛋白异常。

（2）红细胞受外源性溶血因素的损害，造成大量红细胞破坏。因上述原因机体会产生大量未结合胆红素，若超过肝细胞的处理能力，血中未结合胆红素升高，会造成黄疸。

【注意事项】

（1）婴儿刚出生会出现生理性黄疸，一般出生 2～3 d 出现，4～6 d 达到高峰，7～10 d 开始消退。

（2）黄疸会影响其他生化项目的检测。

5.血氨（NH_3 或 PA）

【采样要求】　血浆（肝素、EDTA、草酸盐）。

【检测方法】　连续监测法。

【参考范围】 11～35 μmol/L。

【临床意义】

（1）增加：见于肝性脑病、重症肝炎、肝癌、休克、尿毒症、有机磷中毒、先天性高氨血症及婴儿暂时性高氨血症。

（2）降低：见于低蛋白饮食、贫血等。

【注意事项】

（1）在 2～4 ℃可保存 2 h，-20 ℃可稳定 24 h。

（2）密封保存。

（3）防止溶血，溶血会造成结果明显偏高。

（三）肝纤维化相关检验

1.透明质酸（HA）

【采样要求】 血清、血浆（肝素）。

【检测方法】 放射免疫法。

【参考范围】 30～104 μg/L。

【临床意义】

（1）反映肝病变程度和肝纤维化程度最敏感、最可靠。

（2）肾病综合征、肾小球肾炎和慢性肾功能衰竭，HA 水平与肾脏损害程度呈正相关。

（3）对鉴别良、恶性血液病，判断急性白血病病情及估计预后有意义。

【注意事项】 在 2～8 ℃可保存 48 h，-20 ℃可保存较长时间。

2.层粘连蛋白（LN）

【采样要求】 血清、血浆（肝素）。

【检测方法】 化学发光免疫分析法。

【参考范围】 115.7±17.3ng/ml。

【临床意义】 血清 LN 水平常与Ⅳ型胶原、HA 等相平行，在肝纤维化尤其门脉高压诊断方面有重要价值。另外还发现 LN 与肿瘤浸润转移、糖尿病等有关。慢性肝炎（中度）＞140ng/ml，肝硬化＞160ng/ml。

【注意事项】 在 2～8 ℃可保存 48 h，-20 ℃可保存较长时间。

3.纤维连接蛋白（FN）

【采样要求】　血清、血浆（肝素）。

【检测方法】　化学发光免疫分析法。

【参考范围】　277～513 mg/L。

【临床意义】

（1）增加：见于急、慢性肝炎，以及脂肪肝、肝硬化、阻塞性黄疸、脑血管病变、妊娠晚期、妊娠高血压综合征、胰腺癌、肺癌、癌性腹腔积液、腺癌广泛转移等。

（2）降低：见于急性白血病、DIC、暴发性肝功能衰竭、烧伤、创伤、休克、细菌性或病毒性感染、急性呼吸窘迫综合征、糖尿病并发酮症酸中毒、尿毒症、急性循环衰竭、绝经期妇女，以及部分化疗耐受差的患者。

【注意事项】　待检血浆从冰箱取出后应立即置于 37 ℃水浴中融冻，但不能反复冻融。

4.Ⅲ型胶原蛋白前肽（PⅢP）

【采样要求】　血清、血浆（肝素）。

【检测方法】　化学发光免疫分析法。

【参考范围】　0.6 μg/mL 以下。

【临床意义】　1979 年，国外已建立测定血清 PⅢP 的放射免疫法（RIA），并证实肝纤维化时血清 PⅢP 含量与肝炎症、坏死和肝纤维化有关，但以肝纤维化相关为主，因此血清 PⅢP 仍然是肝纤维化的重要标记物。PⅢP 对于诊断儿童肝疾病没有意义，它随儿童年龄的增长有所升高。许多学者报道，血清 PⅢP 是反应成人肝纤维化活动的良好指标，可弥补肝活检不能动态观察等不足。肝硬化患者明显升高，但在肝硬化晚期，因Ⅲ型前胶原肽合成率降低，血清中 PⅢP 反而低于早期。PⅢP 在区别慢性活动性肝炎与慢性迁延性肝炎有良好的帮助，慢性肝 PⅢP 水平明显升高，而在慢迁肝其含量与正常人无明显差别。

【注意事项】　待检血浆从冰箱取出后应立即置于 37 ℃水浴中融冻，但不能反复冻融。

5.Ⅳ型胶原蛋白（ColⅣ）

【采样要求】　血清、血浆（肝素）。

【检测方法】 化学发光免疫分析法。

【参考范围】 140 ng/mL 以下。

【临床意义】 Ⅳ型胶原是主要用于观察肝硬化的指标，其浓度与肝纤维化程度相关，可由血清Ⅳ型胶原浓度推测肝硬化的程度。

（1）急性肝炎时，虽然有大量肝细胞破坏，但因无明显结缔组织增生，故血清Ⅳ型胶原浓度与健康人无显著差异。

（2）慢性肝炎、肝硬化、肝癌病人，血清Ⅳ型胶原均明显增高，其增高程度依此为原发性肝癌、肝硬化、慢性活动性肝炎、慢性迁延肝炎、急性病毒性肝炎。

【注意事项】 待检血浆从冰箱取出后应立即置于 37 ℃水浴中融冻，但不能反复冻融。

（四）相关蛋白质的检验

1.总蛋白（TP）

【采样要求】 血清、血浆（肝素）。

【检测方法】 双缩脲比色法。

【参考范围】 新生儿 0～3 d 为 60～85 g/L；1 个月以下为 41～63 g/L；1 岁以下为 55～79 g/L；超过 1 岁为 60～85 g/L。

【临床意义】

（1）增加：急性失水（如呕吐、腹泻）、休克、慢性肾上腺皮质功能减退、多发性骨髓瘤病。

（2）降低：①妊娠时生理性降低；②营养不良或长期消耗性疾病（如严重结核病和恶性肿瘤）、肝脏功能严重受损、大量出血、严重烧伤、肾病时总蛋白病理性降低。

【注意事项】

（1）样本采集时，患者应取仰卧体位。

（2）在室温条件下可稳定一周，在 4～8℃条件下可稳定 1 个月。

（3）测定方法不同，参考范围也有所不同。

2.白蛋白（Alb）

【采样要求】 血清、血浆（肝素）。

【检测方法】　溴甲酚绿比色法。

【参考范围】　新生儿 0～3 d 为 25～34 g/L；1 个月以下为 39～50 g/L；超过 1 岁为 60～85 g/L。

【临床意义】

（1）增高：见于严重脱水、休克、严重烧伤、急性出血、慢性肾上腺皮质功能减退、输注白蛋白。

（2）降低：见于肝硬化合并腹腔积液，以及其他肝功能严重损害（如急性重型肝炎、中毒性肝炎等）、营养不良、慢性消耗性疾病、糖尿病、严重出血、肾病综合征、先天性白蛋白缺乏症。

【注意事项】

（1）样本采集时，患者应取仰卧体位。

（2）在室温条件下可稳定 1 周，在 4～8 ℃条件下可稳定 1 个月。

3.前白蛋白（PA）

【采样要求】　血清、血浆（肝素、EDTA、草酸盐）。

【检测方法】　免疫比浊法。

【参考范围】　200～400 mg/L。

【临床意义】

（1）肝硬化肝细胞坏死较轻，前白蛋白变化不大，预后较好，当病情改善时，前白蛋白亦迅速增高。

（2）前白蛋白可用作判断肝脏疾病的预后指标，肝脏疾病及阻塞性黄疸患者 PA 均可降低，其降低程度与病情有密切关系。

（3）结合转氨酶、胆红素检测对不同类型肝脏疾病和非肝脏疾病有鉴别意义。

（4）肾病综合征前白蛋白不仅不减少，而且在饮食充分时还可以增高，但营养不良负氮平衡时前白蛋白减少。

（5）急性肝炎恢复期、有肝损害者戒酒后、霍奇金病、肾病综合征（过食蛋白饮食）时前白蛋白增高，阻塞性黄疸、溃疡性结肠炎、甲状腺功能亢进、营养不良等时降低。

【注意事项】　在室温条件下可稳定 1 周，在 4～8 ℃条件下可稳定 1 个月。

4.铜蓝蛋白（CP）

【采样要求】 血清、血浆（肝素）。

【检测方法】 免疫比浊法。

【参考范围】 婴儿为150～560 mg/L；2～6岁为260～460mg/L；7～14岁为250～600 mg/L；成人为210～530 mg/L。

【临床意义】

（1）增高：①重症感染，肝炎、骨膜炎、肾盂肾炎等；②恶性肿瘤、白血病、各种癌；③胆汁淤积，原发性胆汁性肝硬化、肝外阻塞性黄疸、急性肝炎、慢性肝炎、酒精性肝硬化；④甲状腺功能亢进、风湿病、类风湿性关节炎、再生障碍性贫血、心肌梗死、手术后；⑤急性精神分裂症、震颤性谵妄、高胱氨酸尿症、妊娠、口服避孕药、结核病、硅肺病。在生理情况下妊娠、口服避孕药，铜蓝蛋白亦可增高。有助于鉴别肝硬化和肝癌，原发性肝癌时，血清铜蓝蛋白高于正常的概率为8.3 %，肝硬化时，高于正常的概率为12 %。

（2）降低：①肝豆状核变性即Wilson病（为最有价值的诊断指标），患该病时铜蓝蛋白显著降低，可能由铜过多地沉积于肝及基底核，或是铜蓝蛋白合成障碍所致；②营养不良，吸收不良综合征、蛋白漏出性胃肠症、低蛋白血症等；③原发性胆汁性肝硬化、原发性胆道闭锁症等；④新生儿、未成熟儿；⑤严重的低蛋白血症、肾病综合征。

【注意事项】 口服避孕药和妊娠后期，铜蓝蛋白可增高。

5.α_1-抗胰蛋白酶（AAT）

【采样要求】 血清，血浆（肝素）。

【检测方法】 免疫比浊法。

【参考范围】 0.9～1.8 g/L。

【临床意义】

（1）增高：见于感染性疾病（细菌性、病毒性）、恶性肿瘤、胶原病、妊娠、外科手术、服用药物（雌激素、口服避孕药、肾上腺类固醇、前列腺素等）、斑疹伤寒等。

（2）降低：见于α_1-抗胰蛋白酶缺乏症、新生儿呼吸窘迫综合征、重症肝炎、肾病综合征、蛋白丧失性胃肠病、营养不良、未成熟儿、肾移植早期排斥反应等。

【注意事项】　妊娠、雌激素治疗时，可见α1-抗胰蛋白酶增高。

6.C 反应蛋白（CRP）

【采样要求】　血清、血浆。

【检测方法】　免疫比浊法。

【参考范围】　新生儿不超过 0.6 mg/L；1 个月以下不超过 1.6 mg/L；成人为 0.7～8.2 mg/L。

【临床意义】

（1）急性炎症或组织坏死、严重创伤、手术、急性感染等，CRP 常在几小时内急剧显著增高，手术者术后 10 d CRP 浓度下降，否则提示感染或并发血栓形成等。

（2）急性心肌梗死。24～48 h 增高，3 d 后下降，2 周后恢复正常。

（3）急性风湿热、类风湿性关节炎、系统性红斑狼疮、细菌性感染、肿瘤广泛转移、活动性肺结核，CRP 增高。

【注意事项】　CRP 为非特异性蛋白，很多因素如损伤出血也会导致增高。

7. α2-巨球蛋白（α2-MG）

【采样要求】　血清、血浆。

【检测方法】　免疫比浊法。

【参考范围】　男性为 1.50～3.50 g/L；女性为 1.75～4.70 g/L。

【临床意义】

（1）增高：见于肝脏疾病如急、慢性肝炎及肝硬化等，肾病综合征、糖尿病及恶性肿瘤等。

（2）降低：见于急性肾小球肾炎、急性胰腺炎、胃溃疡、肺气肿、慢性肝炎、类风湿性肝炎、甲状腺功能亢进、弥散性血管内凝血（DIC）、心脏手术、营养不良。

【注意事项】　在 2～8 ℃可保存 48 h，-20 ℃可保存较长时间。

8.触珠蛋白（结合珠蛋白或 HP）

【采样要求】　血清、血浆（肝素）。

【检测方法】　血红蛋白结合法。

【参考范围】　0.3～2.0 g/L。

【临床意义】

（1）增高：肝外阻塞性黄疸，创伤、烧伤，恶性肿瘤，急、慢性感染，结核病，风湿病（如风湿性、类风湿性关节炎），红斑狼疮，冠心病，肾病综合征，内分泌失调者，使用避孕药或类固醇药物者，以及正常妊娠妇女。

（2）降低：①临床上测定 HP 主要用于诊断溶血性贫血，HP 降低可作为诊断轻度溶血的一项敏感指标；②急、慢性肝细胞疾病（如肝炎）；③传染性单核细胞综合征、先天性无结合珠蛋白血症可使 HP 下降或缺如；④急、慢性感染，组织损伤，恶性疾病等；⑤巨幼细胞贫血。

【注意事项】　待检血浆从冰箱取出后应立即置于 37 ℃水浴中融冻，但不能反复冻融。

9.铁蛋白（SF）

【采样要求】　血清、血浆（肝素）。

【检测方法】　化学发光免疫分析法。

【参考范围】　男性为 80～130 μg/L；女性为 35～55 μg/L。

【临床意义】

（1）肝脏疾病，如肝坏死、慢性肝病、肝硬化、肝癌等。

（2）铁负荷过多，如原发性血色病、反复输血、不恰当铁剂治疗等。

（3）铁粒幼细胞性贫血、再生障碍性贫血、巨幼细胞贫血、溶血性贫血等。

（4）癌症，如肝癌、胰癌、肺癌等。

（5）炎症或感染、甲状腺功能亢进等。

【注意事项】　待检血浆从冰箱取出后应立即置于 37 ℃水浴中融冻，但不能反复冻融。

10. α_1-酸性糖蛋白（AAG）

【采样要求】　血清、血浆（肝素）。

【检测方法】　免疫比浊法。

【参考范围】　500～1500 mg/L。

【临床意义】

（1）增高：见于风湿病、恶性肿瘤及心肌梗死。

（2）降低：见于营养不良、严重肝损害等。

【注意事项】　待检血浆从冰箱取出后应立即置于 37 ℃水浴中融冻，但不能反复冻融。

11.抗凝血酶Ⅲ（AT-Ⅲ）

【采样要求】　血清、血浆（枸橼酸盐）。

【检测方法】　连续监测法。

【参考范围】　20.8～58.2 μg/L。

【临床意义】

（1）增高：可导致出血。可见于先天性凝血因子缺乏，如血友病；后天性凝血因子缺乏，如急性肝炎、肾移植、使用抗凝药物。

（2）降低：可导致血栓形成。可见于先天性 AT-Ⅲ缺乏和功能异常，如肺梗死、深部静脉血栓形成等血栓性疾病；后天性降低，如 DIC、慢性肝病、心肌梗死等。

【注意事项】　待检血浆从冰箱取出后应立即置于 37 ℃水浴中融冻，但不能反复冻融。

12.转铁蛋白（TRF）

【采样要求】　血清、血浆（肝素）。

【检测方法】　免疫比浊法。

【参考范围】　1700～3400 mg/L。

【临床意义】

（1）增高：缺铁性贫血、急性肝炎、急性炎症、口服避孕药、妊娠后期。

（2）降低：肾病综合征、肝硬化、恶性肿瘤、溶血性贫血、营养不良时。

【注意事项】　待检血浆从冰箱取出后应立即置于 37 ℃水浴中融冻，但不能反复冻融。

13.视黄醇结合蛋白质（RBP）

【采样要求】　血清、血浆。

【检测方法】　散射免疫比浊法。

【参考范围】 男性为 36.0～56.0 mg/L；女性为 26.7～57.9 mg/L。

【临床意义】

（1）增高：见于肾功能不全、营养过剩性脂肪肝。

（2）降低：见于维生素 A 缺乏症、低蛋白血症、吸收不良综合征、肝脏疾病（除营养过剩性脂肪肝外）、阻塞性黄疸、甲状腺功能亢进、感染、外伤等。

【注意事项】 溶血、脂血标本对结果有影响。

二、肾脏疾病的生物化学检验指标

肾脏是机体最重要的排泄器官及内分泌器官，在维持机体内环境的稳定和平衡方面具有极为重要的作用。各种肾脏疾病可造成机体代谢紊乱，导致血、尿液生物化学性质改变。因此，血、尿液生物化学检验是肾脏疾病诊断和治疗的重要指标。

（一）肾功能常见检查项目

1.尿素

【采样要求】 血清、血浆（肝素、EDTA、枸橼酸钠）。

【检测方法】 尿素酶法。

【参考范围】 早产儿为 1.1～9.0 mmol/L；新生儿为 1.1～4.3 mmol/L；超过 5 d 低于 171 μmol/L；超过 1 个月为 2～19 mmol/L；1～3 岁为 1.8～6.0 mmol/L；4～14 岁为 2.8～6.0 mmol/L；成人为 3.2～7.3 mmol/L。

【临床意义】

（1）增高：①高蛋白饮食、消化道出血、组织分解加快（如感染、高热、外伤、手术、使用皮质类固醇、饥饿早期）、蛋白合成受抑制（如使用四环素）；②脱水、失血、肾上腺皮质功能降低、严重心力衰竭、急性心肌梗死、心包压塞、肝硬化、肾病综合征；③肾小球肾炎、间质性肾炎、急（慢）性肾功能衰竭、肾内占位性和破坏性病变、尿路梗阻。

（2）降低：低蛋白饮食、肝功能衰竭、肾功能衰竭后透析等。

【注意事项】　室温下可稳定 2 d，4～8 ℃可稳定 1 周。

2.肌酐

【采样要求】　血清、血浆（肝素）。

【检测方法】　苦味酸比色法。

【参考范围】　1～3 d，70～123 μmol/L；新生儿为 27～88 μmol/L；婴幼儿为 18～35 μmol/L；儿童为 27～62 μmol/L；青少年为 44～88 μmol/L；成年男性为 62～115 μmol/L；成年女性为 53～97 μmol/L。

【临床意义】

（1）增高：见于肢端肥大症、巨人症、糖尿病肾病、感染、进食肉类、运动、摄入药物（如维生素 C、左旋多巴、甲基多巴等）、急性或慢性肾功能不全。

（2）降低：见于重度充血性心力衰竭、贫血、肌营养不良、白血病、素食者，以及服用雄激素、噻嗪类药物等。

【注意事项】

（1）尽量在采血 5 h 内分离血清。

（2）在室温密闭条件下，7 d 内血肌酐无变化。

3.半胱氨酸蛋白酶抑制蛋白 C（CysC）

【采样要求】　血清、血浆（肝素）。

【检测方法】　免疫比浊法。

【参考范围】　新生儿为 1.64～2.59 mg/L；成人为 0.51～1.09 mg/L。

【临床意义】　异常为增加：见于肾脏功能不全、肾小球肾炎、间质性肾炎、急慢性肾功能衰竭、肾内占位性和破坏性病变、尿路梗阻。

【注意事项】　待检血浆从冰箱取出后应立即置于 37 ℃水浴中融冻，但不能反复冻融。

4.尿酸

【采样要求】　血清、血浆（肝素）。

【检测方法】　尿酸氧化酶比色法。

【参考范围】　成年男性为 210～420 μmol/L；成年女性为 150～350 μmol/L。

【临床意义】

（1）增加：见于痛风、急（慢）性白血病、多发性骨髓瘤、恶性贫血、肾功能衰竭、肝功能衰竭、红细胞增多症、妊娠反应、剧烈活动及高脂肪餐后。

（2）降低：见于遗传性黄嘌呤尿症、遗传性嘌呤核苷磷酸化酶缺乏症、过量别嘌呤醇治疗、AIDS、严重烧伤、糖尿病、X 射线造影剂、促排尿酸药物治疗等。

【注意事项】　室温下可稳定 3 d。

5. β_2-微球蛋白（β_2-M）

【采样要求】　血清，血浆，尿液。

【检测方法】　免疫比浊法。

【参考范围】　60 岁以下为 0.8～2.4 mg/L；超过 60 岁为 3.0mg/L 以下。

【临床意义】

（1）肾小球滤过功能障碍，如急、慢性肾炎，肾功能衰竭，血、尿β_2-微球蛋白增加。

（2）在肾小管重吸收功能明显受损，如先天性近曲小管功能缺陷、范科尼综合征、慢性镉中毒、肝豆状核变性、肾移植排斥反应等时，血、尿β_2-微球蛋白增加。

（3）在体内某些部位产生过多或肾小球和肾小管都受到损伤，常见于慢性肝炎、糖尿病、多发性骨髓瘤、霍奇金病等。

（4）老年人也可见血、尿β_2-微球蛋白增加。

【注意事项】　在室温下可稳定 3 d。

6.N-乙酰-β-D-氨基葡萄糖苷酶

【采样要求】　血清、血浆（肝素）、尿液。

【检测方法】　连续监测法。

【参考范围】　15～27 U/L。

【临床意义】

（1）在尿液中，可见于肾小球肾炎、急性肾功能衰竭、肾病综合征、药物肾毒性监测和早期肾移植后排异反应.

（2）在血液中，可见于肝硬化、慢性活动性肝炎的血清 NAG 活性增高，中、晚期妊娠血清 NAG 活性增高。

【注意事项】　待检血浆从冰箱取出后应立即置于 37 ℃水浴中融冻，但不能反复冻融。

7.T-H糖蛋白（THP）

【采样要求】 尿液。

【检测方法】 化学发光免疫分析法。

【参考范围】 12.4～61.6 mg/24 h。

【临床意义】

（1）增高：见于肾盂肾炎、肾病综合征、蛋白尿酸中毒、肾小管损伤、脱水性少尿、尿路结石等。

（2）降低：见于肝硬化、尿毒症、多囊肾、遗传性转铁蛋白缺乏症、肾功能减退等。

【注意事项】 待检血浆从冰箱取出后应立即置于37 ℃水浴中融冻，但不能反复冻融。

8.选择性蛋白指数（SPI）

【采样要求】 尿液。

【检测方法】 免疫比浊法。

【参考范围】 SPI＜0.1。

【临床意义】

（1）SPI＜0.1，表示选择性好；SPI为0.1～0.2，表示选择性一般；SPI＞0.2，表示选择性差。

（2）当尿中排出的大分子IgG的量少时，表示选择性好；如相反，则表示选择性差。

【注意事项】 待检血浆从冰箱取出后应立即置于37 ℃水浴中融冻，但不能反复冻融。

9.菊粉清除率（inulin clearance rate）

【采样要求】 尿液。

【参考范围】 2.0～2.3 mL/s。

【临床意义】

（1）增高：见于心排血量增多的各种情况（如高热、甲状腺功能亢进、妊娠）、烧伤、一氧化碳中毒、高蛋白饮食、糖尿病肾病早期。

（2）降低：见于急性肾小球肾炎、心功能不全、慢性肾小球肾炎、肾动脉硬化、晚期高血压、肾盂肾炎、高血压早期。

【注意事项】

（1）检查前，患者应适量饮水以保证自然排尿。

（2）检查时，医生应该准确记录排尿和抽血的时间，否则会影响结果的准确性。

（3）不适合人群：糖尿病患者不宜做此试验，因为葡萄糖对该试验有干扰作用。

（4）有些人对菊粉有热原反应，故做本试验时应加以注意。

10.血内生肌酐清除率（Ccr）

【采样要求】　尿液。

【检测方法】　苦味酸比色法。

【参考范围】　成年男性标准化 Ccr 为 85～125 mL（min・1.73 m^2）；成年女性标准化 Ccr 为 75～115 mL/（min・1.73m^2）。

【临床意义】

（1）增高：见于心排血量增多的各种情况（如高热、甲状腺功能亢进、妊娠）、烧伤、一氧化碳中毒、高蛋白饮食、糖尿病肾病早期。

（2）降低：见于休克、出血、失水、充血性心力衰竭、高血压晚期、急（慢）性肾功能衰竭、急（慢）性肾小球肾炎、肾病综合征、肾盂肾炎、肾淀粉样变性、急性肾小管病变、输尿管阻塞、多发性骨髓瘤、肾上腺皮质功能减退、肝豆状核变性、抗维生素 D 佝偻病、慢性阻塞性肺疾病、肝功能衰竭等。

【注意事项】

（1）在慢性肾炎或其他肾小球病变的晚期，由于肾小管对肌酐的排泌相应增高，其测定结果较实际高。

（2）慢性肾病综合征，由于肾小管基膜通透性增高，更多的内生肌酐从肾小管排出，其测得值也相应增高。

11.酚红排泄（PSP）试验

【采样要求】　尿液。

【参考范围】　15 min 为 0.25～0.51；30 min 为 0.13～0.24；60 min 为 0.09～0.17；120 min 为 0.5～0.7。

【临床意义】

（1）PSP 排泄减少提示近曲小管功能受损，见于肾盂肾炎、肾炎或肾脏血流不足。

（2）尿路梗阻或膀胱功能障碍时，PSP 排出受阻可出现后段尿中 PSP 排出量比 15 min 时排出量多。

（3）低蛋白血症及阻塞性黄疸时增加。

【注意事项】

（1）尿液收集体积要准确。

（2）试验用酚红有毒性作用。

12.对氨基马尿酸（PAH）清除率

【采样要求】　尿液。

【参考范围】　男性为 8.6～8.8 mL/s；女性为 8.1～8.5 mL/s。

【临床意义】　一般为降低。见于心脏每搏输出量减少、急（慢）性肾小球肾炎、肾盂肾炎、肾动脉硬化症、心力衰竭、淤血肾等。

【注意事项】　尿液收集体积要准确。

（二）肾功能检查项目分类

肾功能检查项目分类如表 2-2 所示。

表 2-2　肾功能检查项目分类表

检查部位	检查功能	标准试验项目	临床首选项目	临床次选项目
肾小球	滤过功能	菊粉清除试验	Ccr、CysC	血尿素、血肌酐、血尿素和血肌酐比值
	屏障功能	—	尿蛋白定性、24 h 尿蛋白定量、尿蛋白电泳	尿微量白蛋白、选择性蛋白指数
近端小管	重吸收功能	肾小管葡萄糖最大重吸收率（Tm-G）	滤过钠排泄分数（FENa）	尿小分子蛋白质
	排泄功能	肾小管对氨基马尿酸最大排泄量（Tm-PAH）	—	PSP

续表

检查部位	检查功能	标准试验项目	临床首选项目	临床次选项目
远端小管	水、电解质调节功能	—	尿比重、尿渗量	浓缩稀释试验、渗量溶质清除率、自由水清除率
	酸碱平衡功能	HCO_3^-排泄分数	尿 pH	氨滴定测定，酸、碱负荷试验
肾血管	肾血流量	PAH 清除率、碘锐特清除率	—	肾同位素扫描

第三章 体液检验

第一节 尿液检验

一、尿液一般检验

（一）尿量

尿量是指 24 h 内排出体外的尿液总量。

【采样要求】 将 24 h 内排出的全部尿液采集于一个清洁干燥的容器内，然后测定尿液总量。

【注意事项】

（1）尿量测定的容器应有清晰的容积刻度（精确到毫升）。

（2）必须采集全部尿液。

（3）24 h 尿量读数误差不能大于 20 mL。

【参考范围】 成年人为 1～2 L/24 h，即 1 mL/（h·kg）；儿童按体重计算尿量，为成年人的 3～4 倍。

【临床意义】

1.多尿

多尿是指成人 24 h 尿量超过 2.5 L，儿童 24 h 尿量超过 3 L。

（1）生理性多尿。当肾脏功能正常时，因外源性或生理性因素所致的多尿。可见于食用水分较多的食物或水果等、过多饮水、静脉输注过多液体、精神紧张或癔症；也可见于服用咖啡因、脱水剂、噻嗪类利尿剂等有利尿作用的药物。

（2）病理性多尿见于：肾脏疾病，如慢性肾炎、肾功能不全、慢性肾盂肾炎、肾小管酸中毒Ⅰ型、失钾性肾病、急性肾功能衰竭多尿期、慢性肾功能衰竭早期；内分泌疾病，如尿崩症、原发性醛固酮增多症、甲状腺功能亢进症；代谢性疾病，如糖尿病。

2.少尿或无尿

少尿是指每小时尿量持续小于17 mL（儿童为0.8 mL/kg以下）或24 h尿量小于400 mL；12 h无尿或24 h尿量小于100 mL为无尿。无尿发展至排不出尿液称为尿闭。

（1）生理性少尿。多见于出汗过多或缺水。

（2）病理性少尿见于：①肾前性疾病：如休克、过敏、失血过多、心力衰竭、肾动脉栓塞、重症肝病、全身性水肿、严重腹泻、呕吐、大面积烧伤、高热、严重创伤、感染等；②肾性疾病，如急性肾小球肾炎、急性肾盂肾炎、急性间质性肾炎发作、高血压性和糖尿病性肾血管硬化、多囊肾等导致的肾功能衰竭、肌肉损伤、溶血和肾移植；③肾后性疾病，如各种原因导致的尿路梗阻。

（二）颜色

【采样要求】　将清晨第一次尿液或随机尿液采集于一个清洁干燥的容器内。

【注意事项】　标本新鲜，防止污染。

【参考范围】　淡黄色。

【临床意义】

1.生理变化

健康人尿液因含有尿色素、尿胆原、尿胆素及尿卟啉等物质而多呈淡黄色。在生理情况下尿液颜色变化较大。

（1）大量饮水、寒冷时尿量增多，则颜色淡；饮水少、运动、出汗等时尿量少，则颜色深。食用大量胡萝卜、木瓜等可使尿液呈深黄色，食用芦荟则可使尿液呈红色。

（2）女性月经血的污染也可使尿液呈红色。

（3）药物对尿液颜色也有一定的影响。

2.病理变化

尿液常见的颜色变化有红色、深黄色、白色等。

（1）红色。红色为最常见的尿液颜色变化。多见于以下几种情况：①泌尿生殖系统疾病，如炎症、损伤、结石、出血、肿瘤等；②出血性疾病，如血小板减少性紫癜、血友病等；③血红蛋白尿，如 G-6-PD 缺乏症、PNH、血型不合的输血反应、PCH、行军性血红蛋白尿、免疫性溶血性贫血等；④肌红蛋白尿，常见于肌肉组织广泛损伤、变性，如急性心肌梗死、大面积烧伤、创伤等；⑤卟啉尿，如先天性卟啉代谢异常。

（2）深黄色。深黄色最常见于胆红素尿，如胆汁淤积性黄疸及肝细胞性黄疸。

（3）白色。多见于以下几种：①乳糜尿，如丝虫病、结核、肿瘤、肾病综合征、肾小管变性、胸腹部创伤、某些原因引起的肾周围淋巴循环受阻；②脓尿常见于泌尿系统化脓性感染，如肾盂肾炎、膀胱炎、前列腺炎、精囊炎、尿道炎等。

（4）黑褐色。常见于重症血尿、变性血红蛋白尿，也可见于酪氨酸病、酚中毒、黑尿酸症或黑色素瘤等。

（5）蓝色。主要见于蓝尿布综合征，主要由尿液中过多的尿蓝母衍生物靛蓝所致，也可见于尿蓝母、靛青生成过多的某些胃肠疾病。

（6）淡绿色。常见于铜绿假单胞菌感染。

（三）透明度

透明度一般以浑浊度表示，可分为清晰透明、轻微浑浊（雾状）、浑浊（云雾状）、明显浑浊 4 个等级。

【采样要求】 将清晨第一次尿液或随机尿液采集于一个清洁干燥的容器内。

【注意事项】 标本新鲜，防止污染。

【参考范围】 清晰透明。

【临床意义】

（1）灰白色云雾状：提示有盐类结晶（磷酸盐、尿酸盐、碳酸盐结晶）。

（2）红色云雾状：提示有红细胞。

（3）黄色云雾状：提示有白细胞、脓细胞、细菌、黏液、前列腺液。

（4）膜状：提示有蛋白质、红细胞、上皮细胞。

（5）白色絮状：提示有脓液、坏死组织、黏液丝等。

（6）乳白色浑浊或凝块：提示有乳糜。

（四）尿比重

尿比重（SG）是指尿液在4℃时与同体积纯水重量之比，是测定尿液中所含溶质浓度的指标。

【采样要求】 将清晨第一次尿液或随机尿液采集于一个清洁干燥的容器内。

【注意事项】 药物影响：右旋糖酐、造影剂、蔗糖等可引起尿比重增高；氨基糖苷类、锂、甲氧氟烷等可使尿比重降低。

【参考范围】 成人随机尿为1.003～1.030，晨尿大于1.020；新生儿为1.002～1.004。

【临床意义】

1.高比重尿

（1）尿少比重增高见于急性肾炎、肝脏疾病、心力衰竭、周围循环衰竭、高热、脱水或大量排汗等。

（2）尿多比重增高常见于糖尿病、使用放射造影剂等。

2.低比重尿

尿液比重常小于1.015时，称为低渗尿或低比重尿。如尿液比重固定在1.010±0.003（与肾小球滤过液比重接近），则称为等渗尿，提示肾脏稀释浓缩功能严重损害，可见于急性肾功能衰竭多尿期、慢性肾功能衰竭、肾小管间质疾病、急性肾小管坏死等。尿崩症常出现严重的低比重尿（小于1.003，可低至1.001）。

（五）尿渗量

尿渗量（Osm）是指尿液中具有渗透活性的全部溶质微粒的总数量，与颗粒大小及所带电荷无关，反映了溶质和水的相对排出速度，蛋白质和葡萄糖等大分子物质对其影响较小。

【采样要求】　将清晨第一次尿液或随机尿液采集于一个清洁干燥的容器内。

【注意事项】

（1）标本采集：尿液标本应采集于洁净、干燥、无防腐剂的带盖容器内，并立即送检。

（2）标本离心：离心去除标本中的不溶性颗粒，但注意不能丢失盐类结晶。

（3）标本保存：若不能立即测定，应将标本保存于冰箱内，测定前将标本置于温水浴中，使盐类结晶溶解。

【参考范围】

（1）尿渗量为 600～1 000 mmol/kg H_2O（相当于 SG 1.015～1.025），最大范围为 40～1 400 mmol/kg H_2O。

（2）尿渗量/血浆渗量为（3.0～4.7）∶1.0。

【临床意义】

（1）评价肾脏浓缩稀释功能。健康人禁水 12 h 后，尿渗量与血浆渗量之比大于 3，尿渗量大于 800 mmol/kg H_2O。若低于此值，则说明肾脏浓缩功能不全。等渗尿或低渗尿可见于慢性肾小球肾炎、慢性肾盂肾炎、多囊肾、阻塞性肾病等慢性间质性病变等。

（2）鉴别肾性和肾前性少尿。肾小管坏死导致肾性少尿时，尿渗量降低（常小于 350 mmol/kg H_2O）。肾前性少尿时肾小管浓缩功能无明显降低，故尿渗量较高（常大于 450 mmol/kg H_2O）。

（六）气味

【采样要求】　将清晨第一次尿液或随机尿液采集于一个清洁干燥的容器内。

【参考范围】　微弱芳香气味。

【临床意义】

（1）氨味：慢性膀胱炎和慢性尿潴留。

（2）腐臭味：泌尿系统感染或晚期膀胱癌。

（3）烂苹果样气味：糖尿病酮症酸中毒。

（4）大蒜臭味：有机磷农药中毒。

（5）鼠尿味：苯丙酮尿症。

二、尿液化学检验

（一）酸碱值

【采样要求】 将清晨第一次尿液或随机尿液采集于一个清洁干燥的容器内。

【注意事项】 尿液标本应采集于洁净、干燥、无防腐剂的带盖容器内，并立即送检。

【参考范围】 在正常饮食条件下：晨尿 pH 为 5.5～6.5，平均 pH 为 6.0；随机尿 pH 为 4.5～8.0。

【临床意义】

1.生理性变化

尿液 pH 受食物、进餐后碱潮状态、生理活动和药物影响。进餐后，因胃黏膜分泌盐酸以助消化，故神经体液调节使肾小管的泌 H^+ 作用降低和重吸收 Cl^- 作用增强，尿液 pH 呈一过性增高，即碱潮。

2.病理性变化

（1）pH 增高可见于：①碱中毒；②肾小管性酸中毒；③尿路感染，如膀胱炎、肾盂肾炎、变形杆菌性尿路感染；④其他，如草酸盐、磷酸盐或碳酸盐尿结石，严重呕吐，尿液中混入脓液、血液、细菌。

（2）pH 降低可见于：①酸中毒、发热、慢性肾小球肾炎；②代谢性疾病，如糖尿病、痛风、低血钾性碱中毒；③其他，如尿酸盐或胱氨酸尿结石、白血病、呼吸性酸中毒、尿液含酸性磷酸盐。

（二）蛋白质

蛋白质（PRO）是尿液化学成分检查中非常重要的项目之一。在正常情况下，尿中的蛋白质含量很少，仅为 30～130 mg/24 h。随机尿中蛋白质为 0～80 mg/L，尿蛋白定性试验阴性。当尿液中的蛋白质超过 150 mg/24 h（或超过 100 mg/L）时，蛋白定性试验呈阳性，称为蛋白尿。

【采样要求】　将清晨第一次尿液或随机尿液采集于一个清洁干燥的容器内。

【注意事项】　应根据具体情况选择尿蛋白定性检查方法。初次就诊患者、现场快速检测、健康体检、疾病筛检等，可采用化学试带法或磺基水杨酸法。当进行疗效观察或预后判断时，不宜只采用化学试带法或磺基水杨酸法，而需要配合加热乙酸法，必要时还需进行尿蛋白定量和特定蛋白质的分析。

【参考范围】　定性：阴性。

【临床意义】

1.生理性蛋白尿

因机体内、外环境因素的变化所产生的蛋白尿，称为生理性蛋白尿。

2.病理性蛋白尿

可分为：①肾小球性蛋白尿（最常见的蛋白尿）；②肾小管性蛋白尿；③混合性蛋白尿，病变同时或相继累及肾小球和肾小管；④溢出性蛋白尿；⑤组织性蛋白尿。

根据蛋白尿发生的部位又可将病理性蛋白尿分为肾前性、肾性和肾后性蛋白尿。

（1）肾前性蛋白尿可见于：浆细胞病，如骨髓瘤、巨球蛋白血症、重链病、单克隆免疫球蛋白血症、浆细胞白血病；血管内溶血性疾病，如阵发性睡眠性血红蛋白尿；急性肌肉损伤，如心肌梗死、挤压综合征、横纹肌溶解综合征；酶类增高性疾病，如急性单核细胞白血病、胰腺炎。

（2）肾性蛋白尿：主要见于肾小球性、肾小管性和混合性蛋白尿。

（3）肾后性蛋白尿：主要见于膀胱以下尿道的炎症、结石、结核、肿瘤，泌尿系统邻近器官疾病，生殖系统炎症等。

（三）葡萄糖

健康人尿液中有微量葡萄糖，即浓度低于 2.8 mmol/24 h，普通方法检测为阴性。当血糖浓度超过 **8.88 mmol/L**（1.6 g/L）时，尿液中开始出现葡萄糖。尿液中出现葡萄糖取决于血糖浓度、肾血流量和肾糖阈。

【采样要求】　将清晨第一次尿液或随机尿液采集于一个清洁干燥的容器内。

【注意事项】

（1）标本影响：尿液标本中含有漂白粉、次氯酸等强氧化性物质或尿比重过低可致化学试带法假阳性，尿液标本放置过久可致化学试带法假阴性。

（2）药物影响：氟化钠可致假阳性，维生素 C、左旋多巴、大量水杨酸盐可致假阴性。

【参考范围】　定性：阴性。

【临床意义】　尿糖检测主要用于内分泌性疾病，如糖尿病及其他相关疾病的诊断、治疗监测、疗效观察等。在尿糖检测的同时，应检测血糖浓度，以提高诊断的准确性。

1.血糖增高性糖尿

血糖增高性糖尿是由于血糖浓度增高所导致的糖尿。

（1）代谢性糖尿，如糖尿病。

（2）内分泌性糖尿，如甲状腺功能亢进症、垂体前叶功能亢进症、嗜铬细胞瘤、库欣（Cushing）综合征。

2.血糖正常性糖尿

血糖正常性糖尿又称肾性糖尿，因肾小管重吸收葡萄糖的能力及肾糖阈降低所致，常见于家族性糖尿、新生儿糖尿、妊娠或哺乳期。

3.暂时性糖尿

（1）进食大量碳水化合物：如进食含糖食品、饮料或静脉注射大量高渗葡萄糖溶液。

（2）应激性糖尿，如情绪激动、脑血管意外、颅脑外伤、急性心肌梗死。

4.其他糖尿

在原尿中乳糖、半乳糖、果糖、戊糖、蔗糖的重吸收率虽低于葡萄糖，但在尿液中总含量并不高。当进食过多或受遗传因素影响时，糖代谢紊乱，这些糖的血液浓度会增高而出现相应的糖尿。

（四）酮体

酮体（KET）是乙酰乙酸（占 20%）、β-羟丁酸（占 78%）及丙酮（占 2%）的总称。

【采样要求】　将清晨第一次尿液或随机尿液采集于一个清洁、干燥的容器内。

【注意事项】

（1）假阳性：尿液中含大量肌酐、肌酸，高色素尿液中含酞、苯丙酮、左旋多巴代谢物等。

（2）假阴性：标本采集和保存不当，亚硝基铁氰化钠对湿度、温度或光线很灵敏，或试带受潮失活。

【参考范围】　定性：阴性。

【临床意义】　尿酮体检查常被用于糖代谢障碍和脂肪不完全氧化性疾病的辅助诊断。

（五）胆红素

健康人血液结合胆红素含量很低（低于 4 μmol/L），尿液中不能检出；当血液结合胆红素增高，超过肾阈值时，结合胆红素即可从尿液排出。

【采样要求】　将清晨第一次尿液或随机尿液采集于一个清洁、干燥的容器内。

【注意事项】　胆红素在强光下易转化为胆绿素，1 h 后约下降 3%，应使用避光棕色容器和新鲜尿液标本检测。

【参考范围】　定性：阴性。

【临床意义】　尿液胆红素和尿胆原一起主要用于黄疸的诊断和鉴别。阳性见于胆汁淤积性黄疸、肝细胞性黄疸，而溶血性黄疸为阴性。

（六）尿胆原（URO）

【采样要求】　将清晨第一次尿液或随机尿液采集于一个清洁干燥的容器内。

【注意事项】

（1）假阴性：标本久置，尿胆原分解氧化成尿胆素。

（2）假阳性：标本中大量的胆红素可引起颜色干扰。

【参考范围】 弱阳性。

【临床意义】 尿液尿胆原和胆红素一起主要用于黄疸的诊断和鉴别。阳性见于溶血性黄疸、肝细胞性黄疸，而胆汁淤积性黄疸为阴性。

（七）血红蛋白

健康人血浆中大约有 50 mg/L 的游离血红蛋白，但尿液中无游离血红蛋白。当发生血管内溶血时，大量血红蛋白进入血液而形成血红蛋白血症。若血红蛋白量超过结合珠蛋白结合能力，血浆游离血红蛋白可经肾小球滤出，当超过 1.00～1.35 g/L 时，血红蛋白可随尿液排出，即血红蛋白尿。因此，溶血时是否出现血红蛋白尿取决于三个因素，即血浆内游离的血红蛋白、结合珠蛋白和肾小管重吸收能力。

【采样要求】 将清晨第一次尿液或随机尿液采集于一个清洁干燥的容器内。

【注意事项】

（1）假阳性：尿液中含有易热性触酶、尿液被氧化剂污染或尿路感染时某些细菌产生过氧化物酶。

（2）假阴性：尿液中含有大量维生素 C 或其他还原物质、过量甲醛、大量亚硝酸盐。

【参考范围】 定性：阴性。

【临床意义】 尿液出现血红蛋白是血管内溶血的证据之一。因此，尿液血红蛋白测定有助于血管内溶血性疾病的诊断。常见血管内溶血的因素与疾病可见于如下因素。

（1）红细胞破坏，如心脏瓣膜修复术、大面积烧伤、剧烈运动、急行军、严重肌肉外伤、血管组织损伤。

（2）生物因素，如疟疾、梭状芽孢杆菌中毒。

（3）动植物所致溶血，如蛇毒、蜂毒、毒蕈。

（4）微血管性溶血性贫血，如 DIC。

（5）药物因素，如伯氨喹、阿司匹林、磺胺、非那西丁。

（6）免疫因素，如血栓性血小板减少性紫癜、阵发性寒冷性血红蛋白尿症、血型不合的输血反应。

（八）亚硝酸盐（NIT）

【采样要求】　将清晨第一次尿液或随机尿液采集于一个清洁干燥的容器内。

【注意事项】　亚硝酸盐检测的干扰因素如下。

（1）标本：高比重尿使其灵敏度降低，假阳性见于陈旧尿、偶氮剂污染的尿液。

（2）食物不能正常饮食的患者，体内缺乏硝酸盐，即使有细菌感染，也可出现阴性。

（3）药物：假阴性，如利尿剂、大量维生素 C；假阳性，如非那吡啶。

【参考范围】　定性：阴性。

【临床意义】　亚硝酸盐作为尿液化学检查组合项目之一，主要用于尿路感染的快速筛检。与大肠杆菌感染的相关性高，阳性结果常表示有细菌存在，但阳性程度不与细菌数量成正比。单一检测 NIT 的影响因素较多，阴性结果不能排除菌尿的可能，阳性结果也不能完全肯定为泌尿系统感染。因此，解释结果时可与白细胞酯酶、尿沉渣显微镜检查结果相结合，综合分析。尿细菌培养法为确证试验。

（九）白细胞酯酶

【采样要求】　将清晨第一次尿液或随机尿液采集于一个清洁干燥的容器内。

【注意事项】

（1）白细胞酯酶（LEU）只对粒细胞敏感，与淋巴细胞不发生反应。

（2）假阳性率较高，常见于尿液标本被阴道分泌物或甲醛污染，受到在酸性尿液中呈红色或深色的药物或食物影响。

（3）假阴性常见于尿液标本中尿蛋白不低于 5 g/L、尿糖不低于 30 g/L、高比重尿，以及尿液中含维生素 C、庆大霉素、头孢菌素等。

【参考范围】　定性：阴性。

【临床意义】 用于诊断泌尿系统感染。在肾移植后发生排斥反应时，尿液中以淋巴细胞为主，白细胞酯酶呈阴性。此时，应以显微镜检查为准。

（十）维生素 C

【采样要求】 将清晨第一次尿液或随机尿液采集于一个清洁干燥的容器内。

【参考范围】 定性：阴性。

【临床意义】 8%的常规尿液标本可以检测出维生素 C。维生素 C 水平与外源性摄入量有极大相关性。维生素 C 浓度增高可对隐血或血红蛋白、胆红素、葡萄糖、亚硝酸盐试带反应产生严重的干扰。检测维生素 C 并非用于维生素 C 的定量，而是用于判断化学试带法其他检测项目结果是否准确可靠，是否受到维生素 C 的影响，以对阴性结果给予正确的分析和评价。

（十一）人绒毛膜促性腺激素

人绒毛膜促性腺激素（HCG）是由胎盘合体滋养细胞分泌的一种具有促进性腺发育的糖蛋白激素。在受精卵着床后不久，滋养细胞就开始产生 HCG。妊娠 1 周后血液 HCG 为 5～50 IU/L，尿液 HCG 大于 25 IU/L，至妊娠第 8～10 周时达到峰值（50 000～100 000 IU/L），持续 1～2 周后迅速降低，以后逐渐下降，并以 1/10～1/5 峰值的水平维持至分娩。分娩后若无胎盘残留，则于产后 2 周内消失。

【采样要求】 将清晨第一次尿液或随机尿液采集于一个清洁干燥的容器内。

【参考范围】 定量低于 25 IU/L。定性：阴性。

【临床意义】

（1）诊断早期妊娠。

（2）诊断异位妊娠。

（3）诊断流产。

（4）辅助诊断滋养细胞疾病。

（5）肿瘤标志物。

（十二）乳糜液和脂肪

【采样要求】 将清晨第一次尿液或随机尿液采集于一个清洁干燥的容器内。

【参考范围】 定性：阴性。

【临床意义】

1.乳糜尿

（1）乳糜尿常见于累及淋巴循环的疾病，如腹腔结核、先天性淋巴管畸形、肿瘤压迫或阻塞腹腔淋巴管或胸导管。

（2）乳糜尿常见于丝虫病。

2.脂肪尿

脂肪尿常见于肾病综合征、肾小管变性等疾病，以及骨折、脂肪栓塞等。

（十三）本周蛋白（BJP）

骨髓瘤细胞所合成的异常免疫球蛋白的轻链（LC）产生过多，LC能自由通过肾小球滤过膜，当浓度超过近曲小管的重吸收能力时，可自尿液中排出，即本周蛋白尿或轻链尿。此轻链即本周蛋白，本周蛋白在pH为（4.9±0.1）条件下，在加热至40～60 ℃时可发生凝固，在温度升至90～100 ℃时溶解，而当温度降低至56 ℃时，又可重新凝固，故又称为凝溶蛋白。

【采样要求】 将清晨第一次尿液或随机尿液采集于一个清洁干燥的容器内。

【注意事项】 尿液标本稀释可以导致假阴性，大剂量青霉素或阿司匹林可导致假阳性。

【参考范围】 定性：阴性。

【临床意义】 尿液本周蛋白检测主要用于多发性骨髓瘤（MM）、原发性淀粉样变性、巨球蛋白血症及其他恶性淋巴增殖性疾病的诊断和鉴别。

（十四）微量清蛋白

在无尿路感染和心力衰竭的情况下，尿液清蛋白超过正常范围但低于常规化学试带法可检出的范围，称为微量清蛋白（MA）尿。因常规定性试验阴性，所以不能诊断为蛋白尿。

【采样要求】 将清晨第一次尿液或随机尿液或 24 h 尿液采集于一个清洁干燥的容器内。

【注意事项】

（1）尿路感染、出血或标本被阴道分泌物污染可致假阳性。

（2）采集新鲜尿液标本，如果采集 24 h 尿液，则需要冷藏保存。

（3）剧烈运动后，尿液清蛋白排出量可增高，故宜在清晨或安静状态下采集尿液进行检查。

【参考范围】 成人为（1.27±0.78）mg/mmol 肌酐或（11.21±6.93）mg/g 肌酐。尿液清蛋白排泄率（AER）：5～30 mg/24 h。

【临床意义】

（1）用于糖尿病肾病的早期诊断与监测，微量清蛋白尿是糖尿病患者发生肾小球微血管病变早期的指标之一。

（2）微量清蛋白尿是心血管疾病、高血压患者并发肾脏损伤的适应证之一。

（十五）肌红蛋白

肌红蛋白（Mb）是横纹肌（心肌和骨骼肌）合成的一种含亚铁血红素单链的蛋白质，其相对分子质量为 17 800，结构及特性与血红蛋白相似。当横纹肌组织受损伤时，Mb 可大量释放至细胞外，并可迅速通过肾小球滤过而由肾脏排出。Mb 阳性的尿液称肌红蛋白尿。

【采样要求】 将清晨第一次尿液或随机尿液采集于一个清洁干燥的容器内。

【注意事项】 采集新鲜尿液标本，氧合肌红蛋白久置后可被还原，引起假阴性。

【参考范围】 定性：阴性。

【临床意义】 肌红蛋白尿检测主要用于鉴别是否发生肌肉损伤。可见于如下情况中。

（1）组织局部缺血。

（2）骨骼肌损伤。

（3）创伤。

（4）阵发性肌红蛋白尿。

（5）原发性肌肉疾病。

（十六）24 h 尿钾

【采样要求】 第 1 天 8 时排空膀胱的尿液，再将此后 24 h 内全部尿液采集于一个清洁干燥的容器内，量取总量，记录尿量，取 10 mL 送检。

【注意事项】

（1）标本需加防腐剂或冷藏保存。

（2）必须采集 24 h 内的全部尿液，不能有遗漏。

【参考范围】 成人为 51～102 mmol/24 h。

【临床意义】

（1）增高：见于呕吐、腹泻、原发性醛固酮增多症、库欣综合征、肾小管间质疾病、肾小管酸中毒、糖尿病酮症酸中毒，药物影响如锂、乙酰唑胺等。

（2）降低：见于各种原因引起的钾摄入少、吸收不良或胃肠道丢失过多。

（十七）24 h 尿钠

【采样要求】 第 1 天 8 时排空膀胱的尿液，再将此后 24 h 内全部尿液采集于一个清洁干燥的容器内，量取总量，记录尿量，取 10 mL 送检。

【注意事项】

（1）标本需加防腐剂或冷藏保存。

（2）必须采集 24 h 内的全部尿液，不能有遗漏。

【参考范围】 130～260 mmol/24 h。

【临床意义】

（1）增高：见于进食含钠过多的食物，严重的肾盂肾炎，急性肾小管坏死，肾病综合征，急性或慢性肾衰竭，碱中毒，摄入咖啡因、利尿药、肝素、钾盐、大剂量孕酮等药物。

（2）降低：见于各种原因引起的低钠血症，如呕吐、腹泻、严重烧伤、糖尿病酮症酸中毒等。

（十八）24 h 尿钙

【采样要求】　第 1 天 8 时排空膀胱的尿液，再将此后 24 h 内全部尿液采集于一个清洁干燥的容器内，量取总量，记录尿量，取 10 mL 送检。

【注意事项】

（1）标本需加防腐剂或冷藏保存。

（2）必须采集 24 h 内的全部尿液，不能有遗漏。

【参考范围】　2.5～7.5 mmol/24 h。

【临床意义】

（1）增高：见于甲状旁腺功能亢进症、多发性骨髓瘤等。

（2）降低：见于甲状旁腺功能减退症、慢性肾功能衰竭、慢性腹泻等。

三、尿液有形成分显微镜检查

尿液有形成分是指通过尿液排出体外并能在显微镜下检查到的成分。目前，标准化尿液显微镜检查法是尿液有形成分检查的"金标准"。尿液显微镜检查的适应证如下：①医生提出显微镜检查要求；②肾脏病患者（无论初诊还是复诊，均应直接进行标准化显微镜检查）；③任何一项尿液物理、化学检查结果异常，尤其是干化学检查，红细胞、白细胞、蛋白质和亚硝酸盐 4 项中有一项异常者，必须进行显微镜检查，并以显微镜检查结果为准。

【采样要求】　将清晨第一次尿液或随机尿液采集于一个清洁、干燥的容器内。

【参考范围】　红细胞为每高倍镜视野（HPF）0～3 个；白细胞为每 HPF 0～5 个；透明管型为 0；上皮细胞为少见。

【临床意义】

1.不同类型血尿的临床意义

（1）均一性红细胞血尿。以红细胞增多为主，而尿蛋白不增多或增多不明显。常见于：泌尿系统疾病，如泌尿系统炎症、肿瘤、结核、结石、创伤、肾移植排异反应、先天性畸形等；生殖系统疾病，如前列腺炎、精囊炎等；其他各种原因引起的出血性疾病等。

（2）非均一性红细胞血尿。常伴有尿蛋白增多和颗粒管型、红细胞管型、肾小管上皮细胞等。常见于急性或慢性肾小球肾炎、慢性肾盂肾炎、红斑狼疮性肾炎、肾病综合征等。

（3）混合性血尿 提示出血可能不是起源于一个部位，有肾小球性，也可伴有非肾小球性。引起混合性血尿的疾病不多，IgA 肾病居首位。

2.尿中出现白细胞的临床意义

（1）中性粒细胞大量增多。常见于泌尿系统炎症，也可见于肾肿瘤。"闪光细胞"常见于肾盂肾炎、膀胱炎。中性粒细胞增多也见于尿液被女性生殖系统炎症分泌物污染。

（2）淋巴细胞和单核细胞增多。见于肾移植后排斥反应、新月体性肾小球肾炎，以及应用抗生素及抗癌药物等。尿液中淋巴细胞增多，还可见于病毒感染。急性肾小管坏死时单核细胞也可减少或消失。

（3）嗜酸性粒细胞增多。见于间质性肾炎、变态反应性泌尿系统炎症。

3.尿中出现吞噬细胞的临床意义

尿液中出现吞噬细胞可见于泌尿系统急性炎症，如急性肾盂肾炎、膀胱炎、尿道炎等，且常伴白细胞增多，并伴有脓细胞和细菌。尿液中吞噬细胞的数量常与炎症程度有密切关系。

4.尿中出现上皮细胞的临床意义

（1）肾小管上皮细胞尿液中出现肾小管上皮细胞多见于肾小管病变。成堆出现提示肾小管有急性坏死性病变。肾移植术后大约 1 周，尿液内出现较多的肾小管上皮细胞，随后逐渐减少至恢复正常。当发生排斥反应时尿液中可再度出现大量肾小管上皮细胞，并可见上皮细胞管型。

①脂肪颗粒细胞。慢性肾炎、肾梗死时，肾小管上皮细胞可发生脂肪变性，胞质内有较多的脂肪颗粒，称脂肪颗粒细胞。

②含铁血黄素颗粒提示血管内溶血所致的血红蛋白尿、肾慢性出血、肾梗死等。

（2）异型上皮细胞。异型上皮细胞增多提示相应部位的病变，膀胱炎时可见大量大圆上皮细胞，肾盂肾炎时可见大量尾形上皮细胞。

（3）鳞状上皮细胞。健康人尿液中可见少量鳞状上皮细胞，如大量增多并伴有白细胞增多，则提示有泌尿系统炎症。女性常见阴道分泌物的来源为阴道鳞状上皮细胞，一般无临床意义。

5.尿中出现管型的临床意义

（1）透明管型：健康者偶见，肾实质性病变时增多。

（2）红细胞管型：肾小球或肾小管出血。

（3）白细胞管型：肾脏感染性病变。

（4）上皮细胞管型：肾小管病变。

（5）颗粒管型：肾实质性病变伴有肾单位淤滞。

（6）蜡样管型：肾小管有严重病变，预后差。

（7）脂肪管型：肾小管损伤，肾小管上皮细胞脂肪变性。

（8）肾功能衰竭管型：肾脏病变严重，提示预后不良。

（9）细菌管型：肾脏化脓性感染。

（10）真菌管型：真菌感染。

（11）胆红素管型：重症黄疸。

（12）混合细胞管型：肾炎反复发作、出血、血管坏死、肾移植排异反应。

6.尿中出现病理性结晶的临床意义

（1）胆红素结晶：梗阻性黄疸、急性重型肝炎、肝硬化、肝癌、急性磷中毒。

（2）亮氨酸结晶：急性重型肝炎、肝硬化、氯仿中毒、急性磷中毒。

（3）酪氨酸结晶：急性重型肝炎、肝硬化、氯仿中毒、急性磷中毒。

（4）胆固醇结晶：肾淀粉样变、脂肪变性，偶见膀胱炎、肾盂肾炎。

（5）胱氨酸结晶：肾结石、膀胱结石。

（6）磺胺甲基异恶唑结晶：伴有红细胞出现提示药物性损伤，甚至尿闭。

（7）磺胺嘧啶结晶：伴有红细胞出现提示药物性损伤，甚至尿闭。

（8）泛影酸结晶：使用造影剂后。

（9）碘番酸结晶：使用造影剂后。

（10）泛影葡胺结晶：使用造影剂后。

四、1 h 尿液有形成分排泄率

【采样要求】 上午 8 时排空膀胱的尿液，之后将 3 h 内全部尿液采集于一个清洁干燥的容器内，量取总量，记录尿量，取 10 mL 送检。

【注意事项】

（1）如有尿酸盐结晶析出，可将尿液标本置于 37 ℃下，以使结晶溶解。

（2）有磷酸盐结晶析出时，可加 1 %的乙酸 1～2 滴，调节尿液 pH 为 5，使磷酸盐结晶消失，但加酸不能过多，以免破坏红细胞及管型。

【参考范围】 红细胞男性低于 $3×10^4$/h，女性低于 $4×10^4$/h；白细胞男性低于 $7×10^4$/h，女性低于 $14×10^4$/h；管型 3400 个/h。

【临床意义】 红细胞增多常见于急性肾炎等，白细胞增多常见于肾盂肾炎等。

第二节　粪便检验

【采样要求】

1.常规检查标本

常规检查包括颜色检查和显微镜检查，应采集新鲜标本，选择含有异常成分的粪便，如黏液或脓血等部分；外观颜色无异常的粪便则必须从其表面、深处及末端等多处采集。一般采集 3～5 g 粪便送检。

2.寄生虫检查标本

原虫和某些蠕虫有周期性排卵现象，未发现寄生虫或虫卵时，应连续送检 3 d，以免漏诊。

（1）阿米巴滋养体。采集粪便脓血和稀软部分，并立即送检；运送及检查时均需保温，以保持滋养体的活力。

（2）血吸虫。毛蚴检查标本至少 30 g，必要时取全部粪便送检。

（3）蛲虫卵。用浸泡生理盐水的棉签或透明薄膜拭子，于 0 时或清晨排便前，自肛门皱襞处拭取标本。

（4）虫体及虫卵。计数采集 24 h 粪便，检查虫体时应仔细搜查或筛检，检查虫卵时应混匀标本后检查，并坚持"三送三检"。

3.化学法隐血试验

试验前 3 d 禁食肉类、动物血和某些蔬菜等，并禁服铁剂及维生素 C 等。

4.脂肪定量试验

先定量服食脂肪膳食，每天 50～150 g，连续 6 d，从第 3 d 起开始采集 72 h 内的粪便，将采集的标本混合称量，并采集 60 g 送检。如采用简易法，可在正常膳食情况下采集 24 h 标本，混合后称量，采集 60 g 粪便送检。

5.粪胆原定量试验

应连续采集 3 d 粪便标本，每天混合称重，取约 20 g 送检。

6.其他

无粪便排出而又必须检验时，可经直肠指诊或采便管采集标本。

【注意事项】

（1）容器特点：采集常规检查的粪便标本时，应使用一次性、无渗漏、有盖、无污染物且大小适宜的干净容器。用于细菌培养的容器应无菌，且标识明显。

（2）标本要求：应根据检验目的选择最有价值的标本，如含脓血、黏液或着色异常的标本。选择合适的寄生虫和虫卵检查标本，送检量尽量多，避免因标本量不足而漏检。

（3）及时送检：检查肠内原虫滋养体时，应及时送检，冬天应保温送检。

（4）患者准备：检测前告知患者停用影响检验结果的药物和食物。

一、粪便理学检查

（一）粪便量

健康人粪便量与进食食物种类、食量及消化器官的功能状态有关。一般健康成人排便频率为隔天 1 次至每天 2 次，多数为每天 1 次，每次排便量为 100～250 g（干重 25～50 g）。当胃肠道、胰腺有炎症或功能紊乱时，粪便量和排便次数均有不同程度增高。

（二）颜色

【参考范围】 黄色。

【临床意义】

（1）鲜红色：肠道下段出血（如痔疮、肛裂、直肠癌等）。

（2）果酱色：阿米巴痢疾、肠套叠等。

（3）灰白色：胆道梗阻、肠结核、胰腺疾病。

（4）绿色：婴儿肠炎。

（5）黑色：上消化道出血。

（6）黄色：胆红素未氧化及脂肪不消化。

（三）性状

【参考范围】 健康成人的粪便成形，呈条带状。

【临床意义】

（1）球状硬块便：便秘患者、老年人、经产妇、儿童巨结肠症。

（2）黏液便：各种肠炎、细菌性痢疾、阿米巴痢疾和急性血吸虫病等。

（3）鲜血便：下消化道出血，如肛裂、痔疮、直肠息肉、直肠癌及结肠癌等。

（4）脓便及脓血便：炎症、寄生虫感染、恶性肿瘤，如细菌性痢疾、阿米巴痢疾、溃疡性结肠炎、局限性肠炎、肠结核、结肠癌或直肠癌和急性血吸虫病等。

（5）柏油样便：上消化道出血，如消化道溃疡等。

（6）稀糊状样便：各种因素引起的感染性或非感染性腹泻。

（7）米泔样便：霍乱、副霍乱。

（8）胨状便：过敏性肠炎、慢性细菌性痢疾。

（9）乳凝块状便：婴儿消化不良和腹泻。

（10）扁片便、细条状便：习惯性便秘、老年人排便无力、肠痉挛、直肠或肛门狭窄。

（四）寄生虫

粪便中存在虫体较大的肠道寄生虫，如蛔虫、蛲虫、绦虫等或其片段时，肉眼即可分辨。钩虫虫体只有通过粪便筛洗才能发现。

二、粪便化学检查

（一）粪便隐血试验（OB）

【参考范围】　定性：阴性。

【临床意义】　OB主要用于消化道出血、消化道肿瘤的筛检和鉴别。

（1）消化道出血的判断：阳性见于消化道出血、药物导致的胃黏膜损伤（如服用阿司匹林、吲哚美辛、糖皮质激素等）、肠结核、克罗恩病、胃溃疡、各种胃炎、溃疡性结肠炎、结肠息肉、钩虫病、消化道恶性肿瘤等。

（2）消化性溃疡与肿瘤出血的鉴别：消化性溃疡的阳性诊断率为40%～70%，呈间断性阳性；消化道恶性肿瘤阳性率早期为20%，晚期可达95%，呈持续性阳性。

（二）脂肪

粪便脂肪检查可作为了解消化道的消化功能和吸收功能的参考检查。

【参考范围】 成人粪便总脂量（以总脂肪酸计算）：2～5 g/24 h，或为干粪便的 7.3 %～27.6 %；成人进食脂肪 50～150 g/24 h，排出量小于 7 g，脂肪吸收率大于 95 %。

【临床意义】 当脂肪消化吸收能力减退时，粪便总脂肪量大量增高，粪便脂肪增高可见于以下几种。

（1）胰腺疾病：慢性胰腺炎、胰腺癌等。

（2）肝胆疾病：胆汁淤积性黄疸、胆汁分泌不足、病毒性肝炎、肝硬化等。

（3）小肠病变：乳糜泻、惠普尔（Whipple）病、蛋白丢失性胃肠病等。

（4）其他：胃、十二指肠瘘，消化性溃疡等。

三、粪便显微镜检查

粪便显微镜检查的目的主要是检查粪便中有无病理成分，如各种细胞、寄生虫及虫卵、致病细菌、真菌、原虫等。

（一）细胞

1.白细胞（脓细胞）

【参考范围】 无或偶见。

【临床意义】 病理情况下，白细胞数量与炎症程度及部位有关。

（1）肠道炎症：增多，白细胞每 HPF 少于 15 个，分散存在，数量与炎症轻重程度及部位相关。

（2）小肠炎症：白细胞均匀混合于粪便中，细胞形态难以辨认。

（3）细菌性痢疾、阿米巴痢疾和溃疡性结肠炎：白细胞大量成堆出现，伴脓细胞。

（4）过敏性肠炎和肠道寄生虫感染：有较多的嗜酸性粒细胞，伴有夏科·莱登（Charcot-Leyden）结晶。

2.红细胞

【参考范围】　成年男性为 120～160g/L；成年女性为 110～150g/L；新生儿为 170～200g/L；儿童为 110～160g/L。

【临床意义】

（1）生理变化：精神因素（刺激后 RBC 升高）、体力劳动（RBC 升高）、大气压（高原地区 RBC 浓度升高）、妊娠（降低）可影响红细胞浓度。

（2）病理变化：增多：Ⅰ相对增多：血浆中水分丢失（呕吐、腹泻、多汗、多尿、大面积烧伤）；Ⅱ绝对性增多：慢性肺心病；Ⅲ真性 RBC 增多症。

3.大吞噬细胞（巨噬细胞）

【参考范围】　无。

【临床意义】　粪便中出现大吞噬细胞常见于急性细菌性痢疾、急性出血性肠炎，偶见于溃疡性肠炎。

4.上皮细胞

【参考范围】　很少见到柱状上皮细胞。

【临床意义】　柱状上皮细胞增多见于结肠炎症、伪膜性肠炎。

（二）食物残渣和结晶

1.食物残渣

包括脂肪、淀粉颗粒、肌纤维、植物细胞及植物纤维等。

2.结晶

【临床意义】　出现夏科-莱登结晶、血红素结晶，则提示消化道出血。主要见于消化道出血、阿米巴痢疾、钩虫病及过敏性肠炎，此时常伴有嗜酸性粒细胞增多。

3.寄生虫虫卵

粪便中可见到寄生虫虫体或虫卵，如蛔虫卵、鞭虫卵、钩虫卵、蛲虫卵、肺吸虫卵、肝吸虫卵、血吸虫卵、姜片虫卵等。

【临床意义】　粪便中见到寄生虫虫体或虫卵是诊断肠道寄生虫感染最直接和最可靠的方法。

4.肠道原虫

粪便中可见到溶组织内阿米巴、蓝氏贾第鞭毛虫、隐孢子虫、人芽孢子虫。

【临床意义】　粪便中见到原虫是诊断肠道寄生虫感染最直接和最可靠的方法。

5.细菌

健康人粪便中可见较多正常菌群，其菌量和菌谱处于相对稳定状态，保持着细菌与宿主间的生态平衡。

【参考范围】　粪便中革兰氏阳性球菌与革兰氏阴性杆菌比例小于1∶10。

【临床意义】　在某些病理情况下，如长期应用抗生素或免疫抑制剂，其菌量和菌谱发生改变而造成菌群失调，即粪便中革兰氏阳性球菌与革兰氏阴性杆菌比例大于1∶10，正常菌群减少甚至消失，而葡萄球菌或真菌等明显增多，临床上称为肠道菌群失调症。

第三节　胃液检查

胃液是由胃黏膜细胞分泌的液体。胃液检查对于了解胃的分泌功能，以及胃、十二指肠相关疾病的诊断和鉴别有较好的实用价值。

一、理学检查

（一）胃液量

【参考范围】　10～100 mL（持续吸引 1 h 所得的胃液总量）。

【临床意义】

（1）增高（>100 mL）：可见于十二指肠溃疡、胃泌素瘤、胃排空障碍（如幽门梗阻、胃蠕动功能减退症）、十二指肠反流等。

（2）降低（<100 mL）：萎缩性胃炎、胃蠕动功能亢进症等。

（二）颜色

【参考范围】　无色透明液体，不含血液、胆汁，无食物残渣。

【临床意义】

（1）灰白色浑浊：混有大量黏液所致。

（2）鲜红色血丝：多由插胃管时损伤胃黏膜所致。

（3）棕褐色：胃内出血与胃酸作用所致，见于胃炎、胃溃疡、胃癌等。

（4）咖啡渣样：胃内有大量陈旧性出血，见于胃癌、胃溃疡及糜烂性胃炎等。

（5）黄色、黄绿色：混有胆汁，见于插管时恶心、呕吐，以及幽门闭锁不全、十二指肠狭窄等。

（三）黏液

【参考范围】　少量，分布均匀。

【临床意义】　一般为增多。见于胃有炎症，特别是慢性炎症。黏液呈弱碱性，大量增多可影响胃液的 pH。

（四）气味

【参考范围】　可略带酸味，而无其他臭味。

【临床意义】

（1）发酵味：幽门梗阻、胃张力高度缺乏。

（2）氨味：尿毒症。

（3）恶臭味：晚期胃癌。

（4）粪臭味：小肠低位梗阻、胃大肠瘘等。

（五）食物残渣

【参考范围】　空腹 12 h 后胃液无食物残渣。

【临床意义】　增多见于胃扩张、胃下垂、幽门梗阻及胃蠕动功能减退时，可呈食糜样。

（六）组织碎片

【参考范围】　无。

【临床意义】　有碎片见于胃癌、胃溃疡。

（七）pH

【参考范围】　pH 为 0.9～1.8。

【临床意义】

（1）增高：萎缩性胃炎、胃癌、继发性缺铁性贫血、胃扩张、甲状腺功能亢进症等。

（2）降低：十二指肠球部溃疡、胃泌素瘤、幽门梗阻、慢性胆囊炎等。

二、化学检查

（一）基础胃酸排量（BAO）

无食物和药物刺激 1 h 内分泌的全部胃液量。最大胃酸排量：注射五肽促胃液素，每隔 15 min 采集 1 次胃液，连续 1 h 内 4 次测定之和为最大胃酸排量。高峰胃酸排量（PAO）：在测定最大胃酸排量中取 2 次最高值之和乘以 2。

【参考范围】 BAO 为 2～5 mmol/h；最大胃酸排量为 3～23 mmol/h；PAO 为 20.60±8.37 mmol/h。

【临床意义】

（1）分泌过多：十二指肠球部溃疡、胃泌素瘤及少数早期幽门癌；PAO 大于 40 mmol/h 提示十二指肠溃疡合并出血与穿孔等。

（2）分泌过少：胃溃疡、胃癌、慢性胃炎、慢性萎缩性胃炎、幽门狭窄、恶性贫血、维生素 B_{12} 缺乏症、重症消耗性疾病，以及某些肝脏、胆道及胰腺疾病等。

（二）乳酸

【正常值参考范围】静脉血浆（平静状态）：0.5～2.2 mmol/L；动脉血浆：0.5～1.6 mmol/L；脑脊液：0.6～2.2 mmol/L。

【临床意义】 乳酸反映组织对氧的需求与血液的供氧能力是否平衡。乳酸增高：可见于各种原因引起的乳酸酸中毒、高乳酸血症、正常人做缺血性运动实验等。其中引起乳酸酸中毒的原因主要包括：

（1）心、肺功能障碍、血管阻塞、休克、贫血、心衰、窒息、CO 中毒等可引起组织严重缺氧，导致乳酸酸中毒。

（2）双胍类药物、某些醇类药物、扑热息痛以及水杨酸盐的应用均可引起体内乳酸堆积，导致乳酸酸中毒。

（3）糖尿病、恶性肿瘤、肝肾功能不全或肝衰竭、严重感染等系统性疾病常引起机体肝肾功能障碍，导致体内多余的乳酸无法代谢排出体外，造成乳酸酸中毒。

（三）尿素

【参考范围】 大于 1 mmol/L。

【临床意义】

（1）增高：可见于体内组织分解代谢增加时，如高热等。

（2）降低：见于幽门螺旋杆菌感染。

（四）胆汁

【参考范围】　定性：阴性。

【临床意义】　阳性见于十二指肠张力增加、幽门闭锁不全、十二指肠乳头下梗阻。

三、显微镜检查

【临床意义】

（1）红细胞：健康人胃液内无红细胞，插管损伤食管或胃黏膜时可出现红细胞。若大量出现则提示溃疡、糜烂、炎症或肿瘤等。

（2）白细胞：健康人胃液内可见白细胞，为（100～1 000）×10^9/L，中性粒细胞少于 25 %。当白细胞大于 1 000×10^9/L，且中性粒细胞高于 50 %时，则提示胃黏膜炎症的可能。若咽下鼻咽部及呼吸道分泌物，则可见成堆的白细胞及鳞状上皮细胞。

（3）上皮细胞：柱状上皮细胞提示有胃炎等病变。

四、细菌学检查

【临床意义】

（1）八叠球菌：见于消化性溃疡、幽门梗阻。

（2）博-奥杆菌：见于肺结核。

（3）化脓性球菌：见于胃黏膜、胆管化脓性感染。

（4）幽门螺旋杆菌：见于慢性胃炎、消化性溃疡、十二指肠炎、非溃疡性消化不良、胃癌。

（5）酵母菌：增多见于幽门梗阻、胃排空减慢。

第四章　细菌学检验

第一节　细菌学检验标本的采集

一、细菌学标本收集指导原则

（一）早期采集

怀疑细菌感染的患者应做细菌学培养，最好在病程的早期、急性期或症状典型时采集标本。标本采集应在抗生素治疗之前采集，如果在社区或其他地方用过抗生素，应在下次使用抗生素之前采集标本。

（二）无菌技术

严格遵循无菌采集的技术原则，避免污染。

（三）详细注明

标本收集后应立刻送检，并详细注明抗生素使用史、标本来源、送检目的。

（四）根据目的菌的特性用不同的方法采集

厌氧菌、需氧菌、兼性厌氧菌，以及 L 型细菌等采用的方法不同。

（五）采集适量的标本

采集量不应过少，而且要有代表性，同时有些标本还要注意在不同时间采集不同部位的标本。

（六）安全采集

标本采集时要注意生物安全，防止传播和自身感染。

二、标本的采集方法

（一）血、骨髓标本的采集

1.采集适应证

对可疑血流感染患者未进行抗菌药物治疗前，应及时进行血液培养。可疑血流感染的患者出现以下一项或几项体征时应及时采集血培养：发热、寒战（体温≥38 ℃）或低温（体温≤36 ℃），白细胞增多（计数大于 $10.0×10^9/L$，特别有"核左移"未成熟的或带状的白细胞），粒细胞减少（成熟的多核白细胞小于 $1.0×10^9/L$），血小板减少或皮肤黏膜出血，出现昏迷或嗜睡，多器官功能衰竭，血压降低，呼吸加快，降钙素原增高，C反应蛋白增高等。可疑新生儿败血症患者，除发热或低烧外，很少能培养出细菌，应该做尿液培养，有条件的应做脑脊液培养。肺炎链球菌或流感嗜血杆菌引起的菌血症的患儿，特别是2岁或以下的幼儿一般出现于门诊，这类患者常伴有明显发热（体温≥38.5 ℃）和白细胞增多（总数≥$20.0×10^9/L$）。老年菌血症患者可能不发热或低体温，如这类患者有身体不适、肌痛或中风，则有可能是感染性心内膜炎的重要信号。

2.血培养次数和采血时间

采血应该尽量在使用抗菌药之前进行，推荐同时采集2～3套（不同部位）血培养（一套血培养为一瓶需氧培养和一瓶厌氧培养，每次静脉采血只能注入1套培养瓶中），以提高阳性率，并可区别病原菌与污染菌。临床对可疑菌血症患者应立即采集血培养标本，对于间歇性寒战或发热的患者，可在寒战时或体温高峰到来之前0.5～1 h进行采血。除特殊情况之外（如怀疑细菌性心内膜炎），采集血培养后的5 d内，无需重复采集血培养。

3.特殊的全身性和局部感染患者采集血培养的建议

（1）急性心内膜炎：对于可能的心内膜炎患者，必须在经验使用抗菌药物前 30 min 抽取血培养，起始采集 3 套血培养，如果在 24 h 内仍报告为阴性，则继续采集 2 套血培养。全部培养一共为 5 套。

（2）亚急性心内膜炎：须在 24 h 之内连续从不同部位抽取 3 套血培养，间隔 30～60 min。如 24 h 内为阴性，则继续采集 2 套血培养，全部培养一共为 5 套。

（3）急性脓毒症：10 min 内从不同的部位采集 2～3 套血培养。

（4）可疑菌血症：血培养持续阴性，应及时与实验室沟通，改变血培养方法，如延长培养时间或增高特殊培养基，以获得罕见的或苛养的微生物。

（5）不明原因发热：如隐性脓肿、伤寒热和波浪热，从不同体位先采集 2～3 套血标本。36 h 后在体温增高之前（通常下午）再采集 2 套以上。

4.皮肤消毒剂

推荐使用碘酊、次氯酸和洗必泰或碘伏。消毒剂需要有足够的作用时间以保证消毒效果（碘酊作用为 30 s，碘伏作用为 1.5～2 min）。

5.培养瓶消毒程序

用 70 %乙醇擦拭血培养瓶橡皮塞（不能用含碘消毒剂），作用 60 s。用无菌纱布或无菌棉签清除橡皮塞表面残余液体，然后注入血液。

6.采血量及程序

成年患者推荐的采血量为每套不少于 10 mL，每瓶不少于 5 mL。婴幼儿患者推荐的采血量为每瓶不少于 2 mL。血标本接种到血培养瓶后应立即轻轻颠倒混匀以防血液凝固，立即送检。

7.采血后血培养瓶标识

标识内容应包括患者姓名、病员号、标本种类、采集时间。患者标识不可覆盖在血液培养瓶的条形码上。

8.标本的运送

血培养标本应按要求尽快送往实验室，不得超过 2 h。如无法及时送检，血培养标本需室温（20～25 ℃）保存，切勿冷藏。

（二）呼吸道标本采集

1.采集适应证

出现咳嗽、咯血、呼吸困难、发热等呼吸系统感染症状。怀疑呼吸机相关性肺炎时应采集支气管肺泡灌洗液，或用支气管刷取液做定量培养。

2.采集时间

采集时间以清晨为最好。

3.采集方法

（1）自然咳痰：采痰标本前应冷开水漱口、刷牙，除去大部分口腔内杂菌，然后用力从气管深部咳出痰液，放入痰杯内。

（2）下呼吸道肺泡灌洗、支气管刷洗、气管抽吸：将抽吸物或灌洗液直接放入痰杯内，刷出物放入 1 mL 无菌盐水的痰杯。

（3）诱导咳痰：刷完牙龈和舌头后让患者用水漱口，借助喷雾器使患者吸入 25 mL 3 %～5 %的无菌盐水以诱导咳痰。

4.采集量

痰标本量不少于 1 mL；支气管肺泡灌洗液应采集 10～100 mL。

5.标本容器及标识

无菌密封容器，标识应包括患者姓名、病员号、标本种类、检验项目、采集时间。

6.标本运送

标本采集后应正确盖好，防止泄漏或容器外部留有残留物。常温 2 h 内送至实验室。

7.注意事项

对不能自主咳痰的患者，医生应经抽吸获得标本。合格的标本每低倍镜视野（LPF）应含鳞状上皮细胞数不超过 10 个，每 LPF 白细胞数不少于 25 个。

（三）鼻咽部标本采集

1.采集适应证

发热、咽部发红、疼痛、咳嗽、喉部有脓样分泌物等临床症状。直接检查、手术中或组织病理检查发现脓痰者；对怀疑脑膜炎奈瑟菌带菌者，应采集鼻咽拭子。

2.采集方法

上呼吸道标本通常采用含运送培养基的无菌棉拭子。

（1）鼻：用经无菌盐水湿润的拭子插入鼻孔 1～2 cm，在鼻黏膜旋转 3 圈擦取标本，插入运送培养基。

（2）鼻咽：用无菌拭子经鼻轻轻插入鼻咽后部，慢慢旋转拭子 5 s 以吸收分泌物，插入运送培养基。

（3）咽部：采集前，患者应用清水反复漱口，由采集者将舌向外拉，使腭垂尽可能向外牵引，将棉拭子通过舌根到咽后壁或腭垂的后侧，涂抹数次，插入运送培养基，拭子要避免接触口腔和舌黏膜。

3.标本容器标识

应包括患者姓名、病员号、标本种类、检验项目、采集时间。

4.标本运送

标本采集后应正确盖好，防止泄漏或容器外部留有残留物。常温 2 h 内送至实验室。

5.注意事项

咽拭子培养不能用于会厌发炎的患者。

（四）尿培养标本采集

1.采集适应证

有典型的尿道刺激症状；肉眼脓尿或血尿；尿常规检查表现为白细胞或亚硝酸盐阳性；不明原因的发热，无其他局部症状；留置导尿管时间超过 48 h 的患者出现发热；膀胱排空功能受损；泌尿系统疾病手术前。

2.采集方法

标本采集应力争在未使用抗菌药物之前进行，注意避免消毒剂污染标本。

（1）清洁中段尿：最好留取早晨清洁中段尿标本，嘱咐患者睡前少饮水，清晨起床后到医院，由专业人员指导并采集中段尿标本。

女性中段尿的采集方法：①用肥皂水完全清洗尿道区域，用湿纱布垫漂洗；②分开阴唇，开始排泄；③排除前段尿后，不停止尿流，采集中段尿。

男性中段尿的采集方法：①用肥皂水清洗阴茎头，用湿纱布垫漂洗；②回缩包皮，开始排泄；③排除前段尿后，不停止尿流，采集中段尿。

（2）耻骨上膀胱穿刺：使用无菌注射器直接从耻骨上经皮肤消毒穿入膀

胱吸取尿液。

（3）直接导尿：按导尿消毒程序消毒后，用导尿管直接经尿道插入膀胱获取尿液。

（4）留置导尿管收集尿液：利用留置管采集标本时，应先夹住导尿管1~2 h，以75%乙醇消毒导尿管外部，按无菌操作方法用注射器穿刺导尿管吸取尿液。注意不能从尿液收集袋中采集尿液。

3.采集量

5~10 mL。

4.容器

无菌、带螺旋盖、透明塑料容器。

5.标本容器标识

标识内容应包括患者姓名、病员号、标本种类。

6.标本运送

标本采集后应立即盖紧，防止泄漏或容器外部留有残留物。标本及时送检，室温保存下不得超过2 h，否则应置于4 ℃冰箱保存，保存时间不得超过24 h。

（五）脑脊液培养标本采集

1.采集适应证

不明原因引起的头痛、脑膜刺激征象、颈部僵直、脑神经病理征象、发热、体温过低、易受刺激等临床症状。此外，其他实验室检查发现脑脊液白细胞增高、蛋白质增高且葡萄糖减少等异常者。

2.采集时间

怀疑中枢神经系统感染时，应立即采集标本，最好在使用抗菌药物之前。

3.采集方法

按腰椎穿刺操作规程，采集3~5 mL脑脊液于3支无菌试管中，每支试管至少1 mL，立即将第2支试管（或第1支试管）送至实验室（建议床边直接接种，血培养瓶包括需氧血培养瓶和厌氧血培养瓶，增菌培养）。做脑脊液培养时，建议同时做血培养。

4.采集量

至少 1 mL，如进行抗酸染色，至少 2 mL。

5.运送容器及标识

无菌加盖螺口试管，标识应包括患者姓名、病员号、标本种类、检验项目、采集时间。

6.标本运送

采集后立即加盖，防止泄漏或容器外部留有残留物。常温立即送检，实验室收到标本后应立即接种。脑脊液标本送检的最佳时间为 15 min 内；如果送检时间超过 1 h，则会影响结果。

7.注意事项

某些细菌具有自溶酶，放置时间过长易自溶死亡，因此标本应立即送检，并且保温（禁止放冰箱，因脑膜炎球菌遇冷易死亡）。

（六）穿刺液培养标本采集

1.采集适应证

（1）胆汁：急性胆囊炎、急性重症胆管炎，伴有腹痛、黄疸、墨菲征阳性，伴有恶心、呕吐和发热，尿少色黄，伴有中毒或休克等症状。

（2）胸腔积液：结核性胸膜炎、细菌性肺炎引起的胸膜炎伴有胸痛、发热，胸腔积液外观浑浊、乳糜性、血性或脓性。

（3）腹腔积液：原发性或继发性腹膜炎，并伴有腹痛、呕吐、腹肌紧张、肠鸣音减弱或消失。

（4）心包积液：结核性、风湿性、化脓性、细菌性心包炎。

（5）关节腔积液：化脓性关节炎、关节肿胀、关节周围肌肉发生保护性痉挛。

2.采集时间

怀疑感染存在时，应尽早采集标本，一般在患者使用抗菌药物之前或停用药物后 2 d 采集。

3.采集方法

（1）胆汁：胆汁的采集方法有十二指肠引流法、胆囊穿刺法及手术采取三种方法。由临床医生采取约 2 mL，放入无菌密封容器后立即送检。

（2）其他穿刺液：按穿刺消毒规程消毒皮肤后，由临床医生穿刺采集标本（2 mL 左右），装入无菌密封容器立即送检。

4.采集容器

无菌加盖螺口试管。

5.采集量

1～5 mL（对于慢性非卧床腹膜透析有关的腹膜炎患者，采集至少 50 mL 可以提高检出率）。

6.标本容器标识

应包括患者姓名、病员号、标本种类、检验项目、采集时间。

7.标本运送

采集后立即加盖，防止泄漏或容器外部留有残留物。保温，立即送检，保证在 1 h 内送至实验室，实验室收到标本后应立即接种。

（七）粪便培养标本采集方法

1.采集适应证

当腹泻患者出现以下任何一种情况时，便建议采集粪便标本，进行细菌培养：粪便涂片镜检每 HPF 白细胞数大于 5 个；体温大于 38.5 ℃；重症腹泻；血便或便中有脓液；未经抗菌药物治疗的持续性腹泻患者；来自肠道传染病疫区的患者。

2.采集时间

尽可能在发病早期和使用抗菌药物之前采集。在不同的时间采集 2～3 个标本可以提高致病菌的分离率。

3.采集方法

（1）自然排便采集标本：取有脓血、黏液、组织碎片部分的粪便 1～3 g。水样便则取絮状物，一般取 1～3 mL。直接装入运送培养基中送检。

（2）直肠拭子采集粪便标本：先以肥皂和水将肛门周围洗净，然后用经无菌盐水湿润的棉拭子插入肛门，超过肛门括约肌 2～3 cm，与直肠黏膜表面接触，轻轻旋转，必须将棉拭子置于运送培养基中送检。

4.采集量

成形粪便 1～3 g，水样便 1～3 mL。

5.容器

粪便标本装于无菌加盖螺旋广口塑料杯,直肠拭子置于卡里-布莱尔转运培养基。

6.标本容器标识

应包括患者姓名、病员号、标本种类、检验项目、采集时间。

7.标本运送

标本采集后应立即加盖,防止泄漏或容器外部留有残留物。1 h 内送检,建议床边接种。高度怀疑霍乱弧菌感染的标本运送必须符合相应的生物安全防护要求。

8.注意事项

(1)住院超过 3 d 或入院诊断不是胃肠炎的患者,应考虑抗菌药物相关腹泻的检测,一般不做常规粪便培养。

(2)除婴儿和有活动性腹泻症状的患者外,不推荐用拭子做常规病原检测。

(3)对于有腹部痉挛的患者,在发病 6 h 内采集到的血便或水样便效果最好。

(4)疑似致病性大肠杆菌、气单胞菌、邻单胞菌、弧菌、小肠结肠炎耶尔森菌等感染的患者,需要培养时,须另外提出申请。

(八)脓液和伤口标本采集

1.采集适应证

皮肤软组织有急性化脓性炎症、脓肿、创伤感染等。

2.采集时间

在使用抗菌药物之前采集。

3.采集方法

(1)开放式脓肿:用无菌生理盐水或 70 %乙醇拭去表面渗出物及坏死组织,尽可能抽吸或将拭子深入伤口,紧贴伤口的基底部或脓肿壁取样。

(2)封闭式脓肿:消毒后,用无菌注射器穿刺,抽取脓液,密闭后送检,或注入培养瓶,建议厌氧培养。

4.容器

运送培养基或血培养瓶。

5.标本容器标识

标本容器标识应包括患者姓名、病员号、标本种类、检验项目、采集时间。

6.标本运送

标本采集后应正确盖好，防止泄漏或容器外部留有残留物。常温 2 h 内送至实验室。

7.注意事项

组织或液体优于拭子标本，如必须用拭子，采集 2 份（1 份培养，1 份做革兰染色）。从脓肿底部或脓肿壁取样，结果较好。

（九）组织标本的采集

1.采集适应证

浅表皮肤黏膜感染、深部组织感染等。

2.采集时间

在使用抗菌药物之前采集。

3.采集方法

根据不同的病变部位、炎症或坏死组织部位，采用相应的方法采集组织标本。

4.采集量

采集量大于 1 g。

5.容器

无菌封闭容器，需要加一些无菌生理盐水以保持湿润。

6.标本容器标识

标本容器标识应包括患者姓名、病员号、标本种类、检验项目、采集时间。

7.标本运送

标本采集后应正确盖好，防止泄漏或容器外部留有残留物。常温 1 h 内送至实验室。

8.注意事项

送检组织的量尽可能多，不应送检仅在表面简单摩擦的拭子。组织标本不能添加固定剂。

（十）生殖道标本的采集

1.采集适应证

出现发热、乏力、食欲不振等全身症状，并伴有皮肤黏膜损害。男性有尿痛、尿频、尿急、尿道分泌物增多、会阴部疼痛、阴囊疼痛、性功能障碍、泌尿生殖器畸形和缺损。女性有阴道分泌物增多及性状异常、尿道口瘙痒、脓性分泌物流出、下腹疼痛、月经失调、阴道出血、外阴瘙痒、外阴或阴道疼痛、性功能障碍等。

2.采集时间

在使用抗菌药物之前采集。

3.采集方法

（1）男性前列腺：用肥皂和水清洗阴茎头，通过直肠按摩前列腺，用无菌拭子或无菌管收集前列腺液。

（2）男性尿道：患者排尿 1 h 后采集，用泌尿生殖道拭子插入尿道腔 2～4 cm，旋转拭子，至少停留 2 s。

（3）女性阴道：擦去过多的分泌物和排出液，用 2 支无菌拭子（1 支做涂片，1 支做培养）从阴道穹隆黏膜处获取分泌物。

（4）女性尿道：患者排尿 1 h 后，擦去尿道口的渗出物，用手指通过阴道，靠着耻骨联合，按摩尿道，用拭子采集分泌物。

（5）宫颈：用未涂润滑剂的扩阴器使宫颈可见，用无菌拭子擦去宫颈外溢的黏液分泌物，丢弃拭子，用另一支无菌拭子插入宫颈内 2 cm，旋转拭子，停留 2 s，拭子避免碰及阴道壁。

（6）后穹隆：送抽吸液。

4.采集量

尽可能多取。

5.容器

Cary-Blair 拭子转运系统。

6.标本容器标识

应包括患者姓名、病员号、标本种类、检验项目、采集时间。

7.标本运送

标本采集后应正确盖好，防止泄漏或容器外部留有残留物。常温 2 h 内送至实验室。

8.注意事项

（1）推荐用革兰染色方法确定细菌性阴道病。细菌培养往往容易产生误导。

（2）疑似性传播感染，不能使用棉拭子，推荐使用藻酸钙拭子。

（十一）眼、耳部标本

1.采集适应证

眼、耳部出现各种急、慢性感染。

2.采集时间

在使用抗菌药物之前采集。

3.采集方法

（1）内耳：先用肥皂水清洗、消毒耳道，再用注射器穿刺收集内耳液体，对破裂的鼓室，可借助耳科诊视器，用拭子收集液体。

（2）外耳：用湿拭子拭去耳道所有的碎屑或痂皮，换用无菌拭子在外耳道用力旋转取样。

（3）眼部：建议眼部标本在床边直接接种或涂片。用经无菌生理盐水预湿的两个拭子分别擦拭左右结膜部位，分别接种或涂片。

4.采集量

尽可能多取。

5.容器

Cary-Blair 拭子转运系统。

6.标本容器标识

应包括患者姓名、病员号、标本种类、检验项目、采集时间。

7.标本运送

标本采集后应正确盖好，防止泄漏或容器外部留有残留物。耳部标本常温 2 h 内送至实验室。眼部标本应 15 min 内送至实验室。

8.注意事项

耳部标本采集时，对于外耳道，应用力取样，以免漏检（如引起蜂窝织炎的链球菌）。眼部标本采集时，注意避免感染蔓延至眼部邻近区域。标本须标明左、右眼。

（十二）血管导管标本采集

1.采集适应证

患者出现与导管相关的血流感染征象，如导管留置超过 48 h，伴有发热，体温超过 38 ℃，或导管植入部位出现红肿热痛、流脓等症状。

2.采集时间

尽可能在使用抗菌药物之前采集。

3.采集方法

用乙醇清洗导管植入部位周围的皮肤，拔出导管，将导管末端剪下 5 cm，移入无菌管，防止干燥。

4.采集量

导管末端 5 cm 左右。

5.容器

无菌密封塑料管。

6.标本容器标识

标本容器标识应包括患者姓名、病员号、标本种类、检验项目、采集时间。

7.标本运送

标本采集后应正确盖好，防止泄漏或容器外部留有残留物。应在 1 h 之内送至实验室。

（十三）褥疮溃疡标本采集

1.采集适应证

褥疮部位出现感染征象。

2.采集时间

尽可能在使用抗菌药物之前采集。

3.采集方法

用无菌生理盐水清洗表面并移除坏死组织，用拭子用力擦拭伤口底部，最好采集组织样本，将标本放入卡里-布莱尔拭子转运系统。

4.采集量

尽可能多采集标本。

5.容器

Cary-Blair 拭子转运系统。

6.标本容器标识

应包括患者姓名、病员号、标本种类、检验项目、采集时间。

7.标本运送

标本采集后应立即盖好，防止泄漏或容器外部留有残留物。应在 2 h 内送至实验室。

8.注意事项

褥疮溃疡拭子无法提供有价值的临床信息，因此一般选择组织活检或针头抽吸标本。

（十四）结核分枝杆菌培养标本采集

1.采集指征

肺结核指征：反复发作或迁延不愈的咳嗽、咳痰，或呼吸道感染经抗感染治疗 3～4 周仍无改变。痰中带血或咯血。长期低热或"发热待查"。体检肩胛区有湿啰音或年轻患者有局限性哮鸣音，存在结核病危险因素，如免疫抑制、肿瘤、营养不良等，并出现呼吸道症状或胸部 X 线摄片检查异常。除此之外，有结核性腹膜炎、肠结核、肝结核、结核性脑膜炎、肾结核、皮肤结核、骨及骨关节结核等适应证。临床上应根据患者实际情况选择分枝杆菌检测项目。

2.采集时间

尽可能在使用抗结核药物之前采集标本，如已经用药，在停药 3 d 后采集。

3.采集方法

（1）痰标本：尽量采集清晨第一口痰，每天 1 次，连续 3 d。应在以冷开水漱口、刷牙后咳深部痰，以脓样、干酪样或脓性黏液样痰液为合格标本，痰量应为 3～5 mL。

（2）尿标本：需收集清晨清洁中段尿 50 mL 左右。

（3）脑脊液：腰椎穿刺取脑脊液 1～3 mL，盛于无菌容器送检。

（4）穿刺液：包括胸腔积液、腹腔积液、心包腔积液、关节液及鞘膜液等各种标本。胸腔积液、腹腔积液一般取 5～10mL，心包腔积液、关节液取 1～5 mL，盛于无菌容器送检。

（5）脓汁标本：无菌穿刺，抽取脓汁 15 mL，盛于无菌容器送检。

（6）气管洗涤液：在支气管镜检查时，注入适量无菌蒸馏水或生理盐水，抽吸几次后，抽吸出的液体即可送检。

（7）粪便标本：取粪便 3～5 g 送检，与 10 mL 左右饱和盐水混合，静置 1～2 h，取浮面液体检查。

4.容器

洁净、无菌、加盖、密封、防渗漏，最好为 50 mL 离心管。不含防腐剂和抑菌剂，一次性使用。

5.标本容器标识

标本容器标识应包括患者姓名、病员号、标本种类、检验项目、采集时间。

6.标本运送

标本采集后应正确盖好，防止泄漏或容器外部留有残留物。及时送检，保存时间应不超过 1 h，否则应置于 4 ℃冰箱保存（除血、脑脊液、无菌体液），以防标本干燥或污染。

7.注意事项

结核分枝杆菌标本应注意生物安全防护。

第二节　临床各部位标本中常见病原体

一、血液标本中常见的病原体

血液标本中常见的病原体如表 4-1 所示。

表 4-1　血液标本中常见的病原体

种　类	病　原　菌
革兰氏阳性球菌	金黄色葡萄球菌、凝固酶阴性葡萄球菌、肺炎链球菌、甲型溶血性链球菌、肠球菌
革兰氏阳性杆菌	结核分枝杆菌、单核细胞增生李斯特菌、阴道嗜血杆菌
革兰氏阴性球菌	脑膜炎球菌、淋病奈瑟球菌、卡他莫拉菌
革兰氏阴性杆菌	大肠杆菌、铜绿假单胞菌、克雷伯菌、肠杆菌属、变形杆菌、沙雷菌、沙门菌、不动杆菌、嗜肺军团菌、嗜血杆菌
真菌	念珠菌、曲霉菌、隐球菌、球孢子菌
厌氧菌	拟杆菌、产气荚膜梭菌

二、下呼吸道标本中常见的病原体

下呼吸道标本中常见的病原体如表 4-2 所示。

表 4-2　下呼吸道标本中常见的病原体

种类	病　原　菌
细菌	金黄色葡萄球菌、凝固酶阴性葡萄球菌、肺炎链球菌、A 群链球菌、肠球菌、卡他莫拉菌、脑膜炎球菌、白喉棒状杆菌、结核分枝杆菌、炭疽芽孢杆菌、流感嗜血杆菌、克雷伯菌、铜绿假单胞菌、大肠杆菌、百日咳杆菌、军团菌等
真菌	白假丝酵母菌、隐球菌、曲霉菌和毛霉菌等
病毒	腺病毒、流感病毒、副流感病毒、呼吸道合胞病毒、巨细胞病毒、单纯疱疹病毒、冠状病毒和麻疹病毒等
其他	支原体、衣原体

三、上呼吸道标本中常见的病原体

上呼吸道标本中常见的病原体如表 4-3 所示。

表 4-3　上呼吸道标本中常见的病原体

种类	病　原　菌
细菌	流感嗜血杆菌、金黄色葡萄球菌等
病毒	鼻病毒、呼吸道合胞病毒、流感病毒、副流感病毒、腺病毒等
其他	支原体、衣原体

四、尿标本中常见的病原体

尿标本中常见的病原体如表 4-4 所示。

表 4-4　尿标本中常见的病原体

种类	病　原　菌
细菌	大肠杆菌、变形杆菌、铜绿假单胞菌、克雷伯菌、肠杆菌属、沙雷菌、沙门菌、肠球菌、金黄色葡萄球菌、凝固酶阴性葡萄球菌、链球菌等
真菌	白假丝酵母菌、隐球菌等
其他	支原体、衣原体

五、脑脊液标本中常见的病原体

脑脊液标本中常见的病原体如表 4-5 所示。

表 4-5　脑脊液标本中常见的病原体

种类	病　原　菌
细菌	金黄色葡萄球菌、凝固酶阴性葡萄球菌、肺炎链球菌、结核分枝杆菌、脑膜炎球菌、大肠杆菌、铜绿假单胞菌、卡他莫拉菌、不动杆菌、拟杆菌、流感嗜血杆菌、克雷伯菌
真菌	新生隐球菌、白假丝酵母菌等
病毒	乙型脑炎病毒、柯萨奇病毒、脊髓灰质炎病毒、新型肠道病毒 68～71 型、狂犬病毒

六、伤口分泌物及脓液中常见的病原体

伤口分泌物及脓液中常见的病原体如表 4-6 所示。

表4-6　伤口分泌物及脓液中常见的病原体

种类	病　原　菌
革兰阳性细菌	金黄色葡萄球菌、凝固酶阴性葡萄球菌、肺炎链球菌、肠球菌、消化链球菌、结核分枝杆菌、非结核分枝杆菌、破伤风杆菌、产气荚膜杆菌、炭疽芽孢杆菌等
革兰阴性细菌	脑膜炎球菌、淋病奈瑟球菌、卡他莫拉菌、大肠杆菌、铜绿假单胞菌、不动杆菌、拟杆菌、流感嗜血杆菌、克雷伯菌
其他	放线菌等

七、生殖道标本中常见的病原体

生殖道标本中常见的病原体如表 4-7 所示。

表4-7　生殖道标本中常见的病原体

种类	病　原　菌
细菌	淋病奈瑟球菌、杜克雷嗜血杆菌
其他	人类免疫缺陷病毒，梅毒螺旋体，沙眼衣原体 L_1、L_2、L_3 血清型，支原体和衣原体，人乳头状瘤病毒，人类疱疹病毒

八、粪便标本中常见的病原体

粪便标本中常见的病原体如表 4-8 所示。

表4-8　粪便标本中常见的病原体

以肠毒素为主的病原菌	以侵袭性为主的病原菌	病毒
霍乱弧菌、志贺菌（福氏、宋内）、大肠杆菌（ETEC、EHEC、EAEC）、金黄色葡萄球菌、产气荚膜梭菌	沙门菌、大肠杆菌（EPEC、EIEC）、志贺菌（鲍氏等）、弯曲菌、副溶血弧菌、小肠结肠炎耶尔森菌、结核分枝杆菌、白假丝酵母菌	轮状病毒、埃可病毒、诺沃克病毒、甲型肝炎病毒、戊型肝炎病毒、腺病毒

参考文献

[1]刘成玉，罗春丽. 临床检验基础[M]. 5 版. 北京：人民卫生出版社，2012.

[2]许文荣，王建中. 临床血液学检验[M]. 5 版. 北京：人民卫生出版社，2012.

[3]府伟灵，徐克前. 临床生物化学检验[M]. 5 版. 北京：人民卫生出版社，2012.

[4]倪语星，尚红. 临床微生物学检验[M]. 5 版. 北京：人民卫生出版社，2012.

[5]吕建新，樊绮诗. 临床分子生物学检验[M]. 3 版. 北京：人民卫生出版社，2012.

[6]王兰兰，许化溪. 临床免疫学检验[M]. 5 版. 北京：人民卫生出版社，2012.

[7]CORBETT J V, BANKS A D.Laboratory Tests and Diagnostic Procedures with Nursing Diagnoses[M].Prentice Hall, 2013.

[8]KINKUS C A,LAPOSATA M.Laboratory Management Quality in Laboratory Diagnosis[M]. Demos Medical Publishing, 2012.